国家出版基金项目
NATIONAL PUBLICATION FOUNDATION

总策划　复旦大学医学科普研究所

总主编 樊　嘉 院士 董　健 所长

呼吸专家

聊健康热点

陈海泉　　宋元林　　谭黎杰
（主　编）

U0195889

上海科学技术文献出版社
Shanghai Scientific and Technological Literature Press

图书在版编目（CIP）数据

呼吸专家聊健康热点 / 陈海泉，宋元林，谭黎杰主编 . —上海：上海科学技术文献出版社，2024

（医学专家聊健康热点 . 复旦大健康科普丛书 / 樊嘉，董健主编）

ISBN 978-7-5439-9005-0

Ⅰ . ①呼… Ⅱ . ①陈…②宋…③谭… Ⅲ . ①呼吸系统疾病—防治 Ⅳ . ① R56

中国国家版本馆 CIP 数据核字（2024）第 075586 号

书稿统筹：张　　树
责任编辑：苏密娅
封面设计：留白文化

呼吸专家聊健康热点

HUXI ZHUANJIA LIAO JIANKANG REDIAN

陈海泉　宋元林　谭黎杰　主编

出版发行：上海科学技术文献出版社
地　　址：上海市淮海中路 1329 号 4 楼
邮政编码：200031
经　　销：全国新华书店
印　　刷：商务印书馆上海印刷有限公司
开　　本：720mm×1000mm　1/16
印　　张：16.5
字　　数：206 000
版　　次：2024 年 7 月第 1 版　2024 年 7 月第 1 次印刷
书　　号：ISBN 978-7-5439-9005-0
定　　价：68.00 元

http://www.sstlp.com

本书编委会

主　编：陈海泉　宋元林　谭黎杰

副主编：郑善博　佘　君　卢春来

编　者（按照姓氏笔画排序）：

丁建勇	王　帅	王佳蕾	贝念铭	尹　俊	卢春来	卢　雁
叶　挺	白春学	吕雅韵	朱　峥	朱正飞	朱丽莉	朱峰婷
汤　莉	孙怡颖	李　楠	李雪怡	李静怡	杨　曦	何佳丽
佘　君	沈亚星	宋元林	张　勇	张　婷	张华文	张兴伟
陈　扬	陈苏峰	陈莉萍	陈海泉	陈淑靖	陈智鸿	范　虹
金美玲	周　莹	周　燕	郑善博	赵欣旻	胡　洁	胡志皇
钟思佳	俞佳妮	洪储然	姚　利	秦　琦	袁　洋	顾睿予
钱凌依	徐松涛	奚俊杰	郭卫刚	陶雪芹	黄清源	屠　俊
葛　棣	蒋进军	詹　镛				

总序

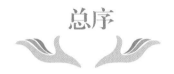

  上海医学院创建于 1927 年，是中国人创办的第一所"国立"大学医学院，颜福庆出任首任院长。颜福庆院长是著名的公共卫生专家，还是中华医学会的创始人之一，他在《中华医学会宣言书》中指出，医学会的宗旨之一，就是"普及医学卫生"。上海医学院为中国医务界培养了一大批栋梁之材，1952 年更名为上海第一医学院。1956 年，国家评定了首批，也是唯一一批一级教授，上海第一医学院入选了 16 人，仅次于北京大学，在全国医学院校中也是绝无仅有。1985 年医学院更名为上海医科大学。2000 年，复旦大学与上海医科大学合并组建成复旦大学上海医学院。历史的变迁，没有阻断"上医"人"普及医学卫生"的理念和精神，各家附属医院身体力行，努力打造健康科普文化，形成了很多各具特色的科普品牌。

  随着社会的发展，生活方式的改变，传统的医疗模式也逐渐向"防、治、养"模式转变。2016 年，习近平主席在全国卫生与健康大会上强调"要倡导健康文明的生活方式，树立大卫生、大健康的观念，把以治病为中心转变为以人民健康为中心"。自此，大健康的概念在中国普及。所谓"大健康"，就是围绕人的衣食住行、生老病死，对生命实施全程、全面、全要素地呵护，是既追求个体生理、身体健康，也追求心理、精神等各方面健康的过程。"大健康"比

"健康"的范畴更加广泛，更加强调全局性和全周期性，需要大众与医学工作者一起参与到自身的健康管理中来。党的二十大报告提出"加强国家科普能力建设"，推进"健康中国"建设，"把人民健康放在优先发展的战略地位"，而"健康中国"建设离不开全民健康素养的提升。《人民日报》发文指出，医生应把健康教育与治病救人摆在同样重要的位置。健康科普的必要性不言而喻，新时期的医生应该是"一岗双责"，一边做医疗业务，同时也要做健康教育，将正确的防病治病理念和健康教育传播给社会公众。

为此，2018年12月26日，国内首个医学科普研究所——复旦大学医学科普研究所在复旦大学附属中山医院成立。该研究所由国家科技进步二等奖获得者董健教授任所长，联合复旦大学各附属医院、基础医学院、公共卫生学院、新闻学院等搭建了我国医学科普的专业研究平台，整合医学、传媒等各界智慧与资源，进行医学科普创作、学术研究，并进行医学科普学术咨询和提交政策建议、制定相关行业规范，及时发布权威医学信息，打假网络医学健康"毒鸡汤"，改变网络上的医疗和健康信息鱼龙混杂让老百姓无所适从的状况，切实满足人民群众对医学健康知识的需求，这无疑是对"上医精神"的良好传承。

为了贯彻执行"大健康"理念和建设"健康中国"，由复旦大学医学科普研究所牵头发起，组织复旦大学上海医学院各大附属医院的专家按身体系统和"大专科"的分类编写了这套"医学专家聊健康热点（复旦大健康科普）丛书"，打破了以往按某一专科为核心的科普书籍编写模式。比如，将神经、心脏、胃肠消化、呼吸系统的科普内容整合，不再细分内外科，还增加了肿瘤防治、皮肤美容等时下大众关注的热门健康知识。本丛书共有18本分册，基本涵盖了衣食住行、生老病死等全生命周期健康科普知识，也关注心理和精神等方面的健康。每个分册的主编均为复旦大学各附属医院著名教授，都是各专业的领军人物，从而保证了内容的权威性和科学性。

　　丛书中每个小标题即是一个大众关心的医学话题或者小知识，这些内容精选于近年来在复旦大学医学科普研究所、各附属医院自媒体平台上发表的推文，标题和内容都经过反复斟酌讨论，力求简单易懂，兼具科学性和趣味性，希望能向大众传达全面、准确的健康科普知识，提高大众科学素养和健康水平，助力"健康中国"行动。

樊嘉

中国科学院院士

复旦大学附属中山医院院长

董健

复旦大学医学科普研究所所长

复旦大学附属中山医院骨科主任

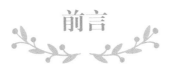

前言

　　21世纪已经过去近四分之一。在这二十多年的时间里，每个中国人的生活随着中华民族伟大复兴的历史征程而发生了翻天覆地的变化。如果要评选出在此期间对生活影响最大的事物，智能手机一定会占据一席之地。智能手机深刻改变了日常生活的各个方面，其中重要的一点即让医疗服务变得更加便捷高效。随着传统媒体的转型和自媒体的兴起，智能手机又成为医学科普工作的重要阵地。现在，任何医生或医疗机构，都可通过手机把医学健康知识传递给大众，使医学科普工作获得了前所未有的机遇。

　　以复旦大学医学科普研究所为首，复旦大学系统各医疗机构近年来都开展了大量的医学科普工作。其中，复旦大学附属中山医院呼吸与危重症医学科和胸外科，以及复旦大学附属肿瘤医院胸部肿瘤等多学科团队通过公众号、视频号等媒介，创作并发布了大量科普文章、短视频等作品，将呼吸系统疾病的专业医学知识深入浅出地介绍给大众，取得了良好效果。

　　呼吸系统疾病既包括常见病，也包括最终致残甚至危及生命的危重疾病。呼吸系统主要承担与外界进行氧气和二氧化碳交换的职能，如果呼吸停止，人体内的氧仅够维持6分钟的正常代谢。因此，呼吸停止就意味着生命的终结，呼吸系统的健康知识对每个人都很重要。我们通常所说的呼吸系统疾病，以上下气道和肺脏的疾病为主，是本书论述的主要内容。

此次，我们组织上述医护团队，精选以往发布的优秀文章，重新修订，并按保健知识和疾病诊治两个类别进行分类，涵盖慢性气道疾病、呼吸系统急症、呼吸系统感染、呼吸系统和胸部肿瘤等内容。本书各章节的作者都是长期在临床一线从事诊疗、护理和研究的专家，理论基础扎实，实践经验丰富。根据多年的临床工作经验，精选出大家最常见和关心的健康热点，用通俗易懂的方式阐述医学知识，希望把这本书编写成一本适合日常阅读的实用读物，成为大家可靠的健康顾问。

医学的发展日新月异。欢迎读者朋友关注我们的公众号、视频号等科普账号，获取最新的健康知识，并与我们多交流。若能对你有所帮助，将是我们开展医学科普工作最大的动力！

陈海泉

复旦大学胸部肿瘤研究所所长

复旦大学附属肿瘤医院胸外科主任

胸部肿瘤多学科首席专家

宋元林

复旦大学附属中山医院呼吸与危重症医学科主任

上海市肺部炎症与损伤重点实验室主任

上海市呼吸病研究所副所长

谭黎杰

复旦大学附属中山医院胸外科主任

2024 年 5 月

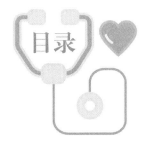

目录

医疗热点问题

No. 1656809

处方笺

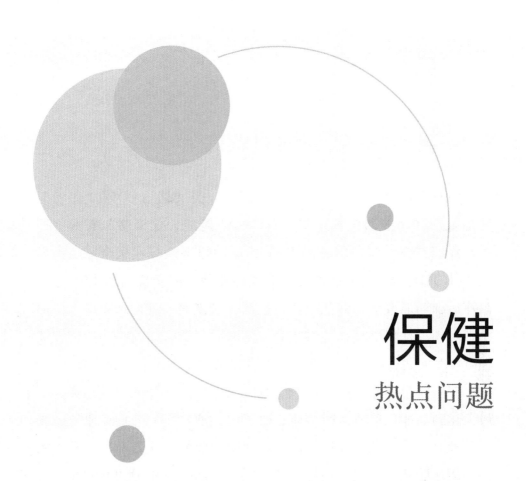

保健
热点问题

医师：＿＿＿＿＿＿＿＿＿＿

临床名医的心血之作……

呼吸系统慢性疾病

肺功能最大化策略

面对慢性阻塞性肺病（简称慢阻肺，英文缩写 COPD）患者急性加重后肺功能断崖式下降，对"肺功能最大化策略"有哪些探讨？我们首先看看慢阻肺的控制，《慢性阻塞性肺疾病全球防治倡议》（GOLD）对慢阻肺的策略是改善症状、降低急性发作。患者治疗后肺功能改善，症状改善，生活质量提高，急性加重减少；但是，患者往往仍然存在咳嗽咳痰、活动后气急，以及肺功能的持续性下降等问题，仍然存在急性加重后肺功能断崖式下降的风险。

首先应帮助患者避免或减少危险因素、改善和减少气道炎症、最大化肺功能、改善咳嗽咳痰、改善小气道功能，并传递康复、修复的理念，进行综合评估与治疗。在肺功能的变化方面，正常人的肺功能从胎儿时期就受到外界环境影响，如孕妇接触的 PM2.5 浓度如果比较高，会影响胎儿肺的发育；出生后接触浓度过高的 PM2.5 也会影响肺的发育；婴幼儿期间、儿童期间如果接触粉尘这些环境因素也会影响肺功能。成年人的肺功能在 25 岁时会达到最大，25 岁以后逐年下降，如果患有慢性气道疾病、哮喘、支气管扩张症、慢阻肺等疾病，肺功能下降的速度会加速。

慢阻肺病患者为什么要维护正常人的肺功能？

（1）慢阻肺病患者肺功能评估指标（FEV1）下降较正常人的幅度大。

（2）劳动能力鉴定 FEV1< 50%，合并呼吸困难等慢性基础疾病，可以申请部分劳动能力丧失。

（3）肺功能下降伴随呼吸困难症状；肺功能下降伴随急性加重。

（4）反复急性加重伴随病死率的上升。

（5）最大化肺功能是肺功能治疗追求的目标之一。

（6）维持最大化肺功能可以改善生活质量，降低慢阻肺病的病情加重。

图 1 的上半部分是目前慢阻肺的诊治现状，患者的肺功能很早就开始出现下降（左侧三角），而且症状慢慢显现（右侧三角），却常常在慢阻肺的中间状态、病理进展到一半时，临床才能诊断出来

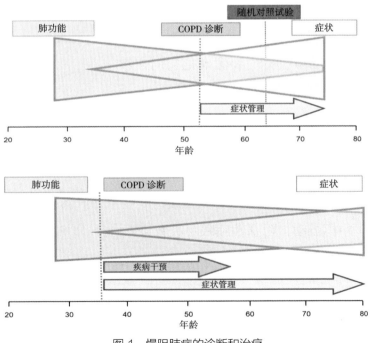

图 1　慢阻肺病的诊断和治疗

（虚线），可见诊断治疗是严重滞后的。

未来，我们希望慢阻肺的诊断治疗如图1的下半部分所示，在肺功能刚开始下降、症状刚开始出现时，我们就已经把慢阻肺诊断出来了，然后及时去干预，有可能患者肺功能下降的速率会得到显著延缓、生活质量得到明显改善，甚至会出现明显的病理和生理变化、逆转整个疾病的进展。

呼吸系统疾病的特点包括组成复杂、机制复杂、受全身影响（全身血液经过肺循环，血液中的成分会影响肺血管的生理和病理）和功能多样（肺的功能包括通气、换气、免疫与防御、液体转运、造血、血管紧张素的转换与调控），并且肺具有低压高容的特性，储备功能强大。我们肺功能的代偿能力太强了，早期的一些病变很难被发现，甚至就连切掉一侧肺后照样可以正常生活，例如肺癌往往到了晚期才能被诊断出来，因为损失的肺功能不足以影响患者的活动，所以到很严重的时候才会有症状。肺也是有再生能力的，以前不受关注，现在大家意识到进行康复训练可以促进肺的再生。肺功能达到最大化后，可以改善一些疾病的进程。以下是影响肺功能的因素，在临床诊断治疗时要考虑把它们去除。

（1）慢性气道炎症：抗炎。

（2）大小气道病变：舒张平滑肌。

（3）呼吸肌、膈肌：增强收缩、舒张能力。

（4）胸壁厚度：减重。

（5）肺气肿、肺纤维化等肺实质性病变：肺纤维化治疗。

（6）中枢驱动：阻塞性睡眠呼吸暂停综合征（OSAS），低通气。

通过这些手段可以维护肺功能的最大化、改善生活质量。

改善慢阻肺病患者肺功能的具体策略有哪些？

（1）支气管扩张剂（LABA/LAMA，三联药物）；

（2）祛痰抗氧化药物（NAC 等）；

（3）抗炎药物；

（4）康复锻炼；

（5）细颗粒药物改善小气道功能；

（6）吸入装置，顺应性；

（7）减少急性发作的措施；

（8）其他措施。

延缓肺功能的下降速度非常关键，相较于静脉和口服给药，吸入疗法直接作用于肺部，具有起效迅速、疗效佳、安全性好的优势。GOLD、《全球哮喘防治创议》（GINA）和我国的《慢性阻塞性肺疾病诊治指南》均一致推荐吸入疗法作为慢阻肺和哮喘患者的一线基础治疗方法。

表 1　吸入给药与口服、静脉给药的特性比较

-	吸入给药	口服给药	静脉给药
使用方便性	方便	方便	不便
起效速度	快	慢	快
生物利用度	高	低	高
药物剂量	低	高	高
不良反应	少见，多为局部	较吸入给药常见	较吸入给药常见

（三）药物治疗

1. 支气管舒张剂：支气管舒张剂是慢阻肺的基础一线治疗药物，通过松弛气道平滑肌扩张支气管，改善气流受限，从而减轻慢阻肺的症状，包括缓解气促、增加运动耐力、改善肺功能和降低急性加重风险。与口服药物相比，吸入制剂的疗效和安全性更优，因此多首选吸入治疗。主要的支气管舒张

图 2　《慢性阻塞性肺疾病诊治指南》（2021 年修订版）节选

5

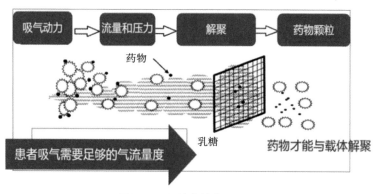

吸气动力 ➡ 流量和压力 ➡ 解聚 ➡ 药物颗粒

药物

患者吸气需要足够的气流量度

乳糖　药物才能与载体解聚

图3　吸入给药的作用原理

谈到吸入药物，就需要谈谈"吸入方法、效率、药物类型与肺功能改善之间的密切关系"。药物治疗是慢性呼吸道疾病患者呼吸康复中的重要环节，吸入疗法是最常用的给药方法之一，《中国慢性呼吸道疾病呼吸康复管理指南》（2021 年）推荐慢阻肺患者呼吸康复训练前使用支气管扩张剂。

在呼吸康复干预措施中，包括药物疗法（如吸入用药、支气管扩张剂、阿片类药物）和非药物疗法（呼吸模式训练、气道廓清、有氧训练、呼吸肌训练及其他）；推荐依据，吸入支气管扩张剂可以缓解气流受限、减轻症状，是慢阻肺患者在呼吸康复运动训练前使用的主要治疗方法之一。用短效和长效支气管扩张剂均有助于提高运动能力。

各种药物的体外测试表明，更高的流速会产生更小的药物颗粒，从而使药物更多地在小气道内沉积。我们可以进行吸入装置阻力下的吸气峰流速（PIFR）全波形监测，吸气期间患者吸气流速的变化是曲线型的，吸气流速在达到 PIFR 之前和之后有着加速和减速的过程，患者需要经过训练，将吸气流速稳定在最佳吸气流速附近，以此增加有效吸气时间（EIT）和有效吸气容积（EIV），促使药物剂量更多地沉积在肺部。

表2　吸入方法与药物颗粒形成的关系

指标	单位	说明
吸气峰流量	L/min	不同阻力设置下的吸气峰值
Tmin	s	与药物颗粒形成，以及药物在肺部的沉积率相关
Tmean	s	
Tpif	s	
Tpif 90%	s	吸气流速上升对于药物颗粒形成至关重要
Tiv 90%	s	
流量最大增长率	L/s/s	

　　也可能遇到无效吸气的情况：当吸气流速未达到吸入装置流速下限时，解聚的药物颗粒不能输送到肺部；或当吸气流速过高时，导致药物颗粒停留在口咽部，输送到肺部的药物剂量减少。

　　吸、呼气要求以及手口协调性也是重要问题，吸入装置个体化选择可参考《稳定期慢性气道疾病吸入装置规范应用中国专家共识》中的方案。

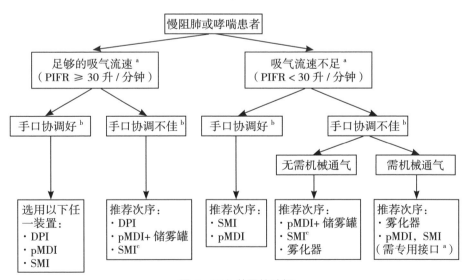

图4　吸入装置的选择

注：[a] 可通过主动吸入装置评估者的手口协调性（建议使用含短效支气管舒张剂的装置）；[b] 恒速高低由患者确定；[c] 如呼吸机管路无储雾罐结构，pMDI 和 SMI 需通过储雾罐与呼吸机连接。pMDI：加压定量吸入剂；SMI：软雾吸入剂；DPI：干粉吸入剂；PIFR：吸气峰流速。

（1）吸入给药原理。DPI：快速加速的吸入方式可以增加药物颗粒的解聚，药物颗粒的空气动力学直径减小，细颗粒剂量增加。pMDI：缓慢加速吸气，可以将 PIFR 控制在 pMDI 的最佳吸气流速附近。

（2）使用要领。使用 DPI 时，推荐患者吸气前充分呼气，吸气开始时用力地吸气，以克服装置内部阻力，快速达到 PIFR；使用 SMI、pMDI 时，推荐患者吸气前充分呼气，吸气开始时缓慢且深入地吸气。pMDI ＋单向阀的储雾罐，可以降低对患者的手口协调性要求。

（3）吸气流速的测定仪器比较。

表 3　不同仪器功能比较

	吸气流量计（In-Check Dial）	肺活量测定	多功能肺功能测定仪（PF810）	数字化吸入用药评估训练装置（PE100）
产品示意图				
测定参数	PIFR	PIF、用力吸气肺活量（FIVC）	PIFR、EIT、EIV、屏气时间等	PIFR、EIT、EIV、屏气时间等
应用场景	个人，诊所，基层临床机构	诊所，基层医疗机构	专科医院，基层医疗机构	个人，诊所，基层医疗机构，专科门诊
功能	机械式，参数单一，各个档位线性度不佳，价格便宜	PIF 不能作为 PIFR 的替代指标。FIVC 则较少用于吸入装置使用能力的评价	自动设定吸入用药装置阻力，提供全吸气波形数字化评估功能，同时具备肺功能、呼吸康复、呼吸肌力测定等多种功能	自动设定吸入用药装置阻力，提供全吸气波形数字化评估功能，同时具备呼吸康复训练功能

（4）其他药物治疗。化痰药物、抗氧化药物、免疫调节药物、抗生素、大环内酯类药物等。目前发现和需要重视的方面包括：口服阿奇霉素 1 年减少慢阻肺发作、大环内酯类对铜绿假单胞菌及其生物膜的影响（使用注意事项：①心电图，听力，肝脏功能；②排

除 NTM 定植和感染）以及益生菌对呼吸道微生态状态的影响等。

在慢阻肺康复治疗降低肺功能下降速度方面，257 例慢阻肺患者康复训练 3 年，对照组肺功能：FEV1 1367 毫升到 1150 毫升；康复组：1240 毫升到 1252.4 毫升。提示长期肺功能康复训练可以延缓肺功能的下降，甚至反而比 3 年前还要高。慢阻肺病康复训练加上支气管扩张剂治疗可以有效改善运动耐力及肺功能，可见康复训练的重要性不言而喻，而且康复后可以预防下一次疾病的发作，减少急性发作也可以延缓肺功能下降。

我们现在有很多措施来改善肺的形态、功能，有了形态和功能的改善就可以改变整个疾病的进程。此前慢阻肺"治标不治本"，我们现在又"治标"又"治本"，患者可以通过现场或远程指导来进行康复训练，通过腹式呼吸来改善肺功能等。

下面是一些实际病例的对比，让我们更加直观地看到肺组织、气道的修复能力：

（1）64 岁老年女性，反复咳嗽咳痰 12 年。CT 显示支气管扩张症，经过治疗和康复训练，3 年后支气管扩张基本消失（图 5）。

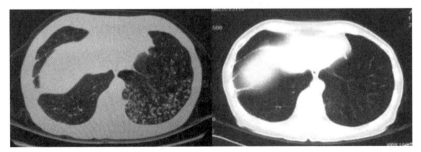

图 5　吉诺通 +NAC 治疗前（左）；吉诺通 +NAC 治疗 3 年后（右）

（2）老年男性，反复咳嗽，黄脓痰，每月需急诊一次。应用阿奇霉素治疗 8 个月后，右下肺支气管扩张基本消失（图 6）。

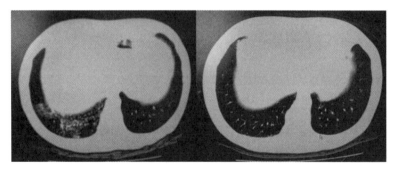

图6 阿奇霉素治疗前后对比

（3）支气管扩张某患者药物治疗后的气道结构与形态变化（图7）。

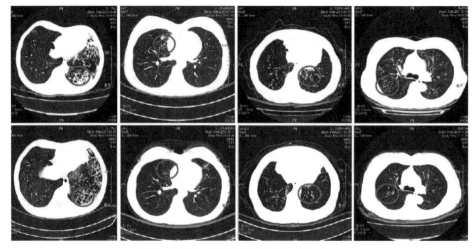

图7 药物治疗前后气道结构与形态变化

物联网康复医疗也是近些年的新关注点，它可以对患者进行居家安全监测与预警。在慢性气道疾病综合防治方面，通过成立呼吸衰竭防治联盟，建立慢阻肺病自动化数据收集软件，研发穿戴设备，利用物联网医学的手段来进行全专结合的慢阻肺管理，以及呼吸康复的计划，可以有效改善患者的治疗效果。整体来说，呼吸慢病康复包括医联体联动、双向转诊、远程会诊、居家康复管理等，希望呼吸慢病康复能进一步促进呼吸慢病患者的健康。

（宋元林）

别让过敏性鼻炎成为你的困扰

"一年好景君须记，最是橙黄橘绿时"，这句诗用来形容秋天的美好是最合适不过的了。然而，季节的自然更替，带来美丽景色的同时，也为鼻炎患者带来了烦恼。

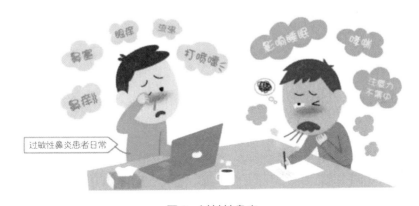

图8　过敏性鼻炎

过敏性鼻炎有什么表现?

近年来，过敏性鼻炎在中国的发病率逐年升高。阵发性地打喷嚏、流鼻涕、鼻道阻塞、鼻部发痒等是过敏性鼻炎的典型症状。过敏性鼻炎患者具有容易暴躁、睡眠质量降低、注意力不集中、心情烦躁、易发脾气等表现。

过敏性鼻炎有哪些分类?

1. 常年性过敏性鼻炎

指在 1 年中三分之二以上的时间内都受鼻炎影响,受到环境中尘螨、毛皮和代谢排泄物的影响,常年发病。

2. 季节性过敏性鼻炎

季节性鼻炎一大常见的诱发因素就是植物的花粉。每年到一定季节,植物的生长产生大量花粉,充斥在空气中会引发过敏性鼻炎。

怎么预防和调理过敏性鼻炎?

1. 避免接触致敏原

对尘螨和宠物毛屑过敏的患者,应多晒被子,进行室内除螨,减少与动物接触;对花粉过敏的患者,减少在空气中花粉浓度较高的场所活动。在活动时,使用特制的口罩、眼镜和鼻腔过滤器等来缓解鼻、眼症状。

2. 加强体质锻炼

加强体育锻炼能够增强体质,提高抵抗力。可以在饭后散步、晨起跑步。

3. 饮食清淡、健康

避免食用辛辣刺激腥味的食物,尤其是新鲜的海鲜;禁烟酒。有些职业接触刺激的气味,如对油烟味、油漆味等过敏,必要时需要更换工作环境。

4. 改变不良习惯

手指挖鼻孔会造成鼻毛脱落、黏膜损伤等降低鼻腔抵抗细菌的能力,进而引起过敏性鼻炎。所以,需要改变这种不良习惯以预防鼻炎的发生。

5. 规范性治疗

规范性治疗非常关键，发作期间，与治疗医生保持联系，按指导用药，根据发病情况及时调整用药。治疗过敏性鼻炎的药物主要包括糖皮质激素、抗组胺药、抗白三烯药等。

秋高气爽，出游放松的同时要警惕过敏性鼻炎的症状。一旦发生，请及时就医！

（陈扬 汤莉）

慢性咳嗽犹如一把"钝刀"

31岁的毛女士6年前因为感染肺结核，左肺留下了一个2毫米的小结节。今年因为工作压力大经常熬夜，时常觉得乏力，最近2个月又断断续续出现咳嗽、咳痰的症状，特别是夜间，干咳明显。网上查询了一些信息，越看心里越害怕，担心自己结核复发，也担心左肺的结节出现了变化，上周来到了复旦大学附属中山医院呼吸与危重症医学科就诊。

一番问诊后，毛女士16年的鼻炎病史引起了接诊医生的注意，"我也就是换季的时候会有点不舒服，现在没啥事儿啊"。在进行肺功能和一氧化氮检查后，发现患者肺功能舒张试验阳性，且一氧化氮指标增高，提示大小气道都有炎症，考虑为咳嗽变异性哮喘。

熬夜、咳嗽怎么会变哮喘？上气道炎症会往下气道发展，大气道炎症也会往小气道蔓延

近年来大家对肺结节都非常关注，知道不舒服要随访，担心增加癌变。有这样的意识非常好，但大家似乎对咳嗽、咳痰都不以为意，想不到有点咳嗽不舒服还能引起哮喘。哮喘是一种多基因易感的疾病，一般是环境因素和遗传因素共同作用，感冒着凉、熬夜疲劳都可能是常见的诱发因素，因而导致免疫功能的过激或紊乱，可引起过敏。

这位女士已经有 16 年的鼻炎病史，但她觉得只是换季会有点难受，一直也没有用药治疗，这恰恰是很多鼻炎患者容易忽略的。若过敏性鼻炎没有接受正规的治疗，一般 5~10 年以后，炎症会从上气道往下气道发展，使整个气道过敏，进而出现大小气道功能障碍，形成气道重塑。从最初的鼻炎，发展为咳嗽变异性哮喘，而后为典型哮喘。

我们说哮喘可大可小，不发作的时候与正常人无异。一旦急性发作，很容易出现支气管痉挛，最终导致呼吸衰竭，大家熟悉的歌手邓丽君就是一个典型的例子。这位患者如果不是因为担心肺结节，她也会觉得只是有点咳嗽，喉咙有点不适，很可能忽略这些关键信息。

慢性气道炎症就像"钝刀子"，每一刀都不致命却刀刀"留痕"

一旦发现哮喘就要规律用药治疗，这样，患者的生活质量才可以跟正常人一样。但如果治疗不规范，反复地咳嗽、咳痰，气道会进一步损伤从而发生不可逆的改变。这可以说是慢性气道炎症最大的缺点，它就像一把"钝刀子"，虽然刀刀不致命，但每一次急性发作都会对肺功能造成一定的损伤，恢复缓慢，而且复查肺功能时，会发现它有"印记"存留，每一次都会比前一次更差一些。如果反复地发病会引起气道重塑，发生气道不完全可逆或者不可逆的改变。

年轻人可能不知道这意味着什么。以前我们也会说，小时候哮喘长大后就好了，但现在越来越多的研究证实，这种大家习以为常的咳嗽、咳痰，对肺功能的潜在损伤是非常大的，即使到二三十岁时已无明显症状，但检查肺功能时往往提示已有损伤。如果一个人的气道二三十岁就出现损伤，甚至出现不可逆的气流受限，那后续年纪大了可怎么办！

咳嗽、咳痰不是小事，千万别自行服用消炎止咳药，误诊漏诊很容易进展为典型哮喘

进入秋冬，咳嗽、咳痰的患者会增多，如果之前有感染感冒或呼吸道的咳痰症状，需要鉴别是否为感染后咳嗽、变应性咳嗽或咳嗽变异性哮喘，它们之间有千丝万缕的联系，需要及时就诊确定。

秋冬季，较常出现感冒后或感染后咳嗽，一般会持续 1~2 个月，通常以亚急性咳嗽（病程 3~8 周）为主要表现，但这部分患者中会有不少哮喘患者混杂其中，像开头的毛女士，她也存在感染或感冒后出现的反复咳嗽，气道高反应，结合既往有过敏性鼻炎病史，虽没出现喘息症状，但通过肺功能、支气管舒张试验及一氧化氮的辅助检查，考虑为咳嗽变异性哮喘。

感染之后出现的咳嗽，具有自限性，而咳嗽变异性哮喘则完全不同，必须按哮喘规律治疗。建议治疗时间至少 8 周，而且作为哮喘的一个前期或早期状态，控制不好，很容易在未来的 2~4 年，咳嗽、咳痰、喘憋越来越严重，进展为典型哮喘。

（佘君）

比"妻管严"更可怕的气管炎

老李是个老烟民，吸了几十年烟，平时烟不离手。入秋降温后，有次不小心受凉以后，老李出现了断断续续的咳嗽，还伴有咳痰。一开始他没有重视，直到咳嗽、咳痰的症状逐渐加重，发现烟也吸不动了，才慌了神。老李去了医院，医生给他检查后诊断为"支气管炎"。普普通通的咳嗽怎么会变成气管炎呢？

什么是气管炎？

支气管炎主要指的是气管、支气管黏膜以及周围组织的慢性非特异性炎症。主要分为急性支气管炎和慢性支气管炎：

（1）急性支气管炎，顾名思义，急性起病，症状多为低热、乏力、畏寒、咽喉部发痒等；

（2）慢性支气管炎则病程长达数年，为反复出现的咳嗽、喘息、咳痰等；多出现于有长期吸烟史的老年人。

若慢性支气管炎患者合并急性感染可能会出现发热或痰量增多、痰液变脓性等症状，咳嗽、咳痰等症状也会更明显。

如果不及时治疗，就会发展成为慢性肺气肿、肺动脉高压以及肺源性心脏病，容易导致呼吸衰竭或窒息，严重威胁生命健康。

气管炎的致病因素有哪些?

（1）环境：气温急剧降低、雾霾天气、有害的粉尘、烟雾及刺激性气体。

（2）饮食：辛辣饮食、平时水分摄入过少、爱吃易胀气食物，抽烟、喝酒等。

（3）其他：抵抗力过低，增减衣物不及时等。

气管炎的早期预警有哪些?

（1）咳嗽及咳痰，由于支气管炎发病前常伴感冒，通常存在鼻塞、鼻涕、咽痛以及声音嘶哑等表现，因此常被忽略。

（2）支气管炎存在相应的全身症状，如身体乏力、低热、畏寒，自觉咽喉部发痒，存在刺激性咳嗽，在咳嗽时胸骨后疼痛。

（3）痰液变化，在咳嗽 1~2 天后出现较为严重的咳痰情况，痰液初始特征为白色黏稠，后转为黏液脓性或痰中带血。

（4）反复感染，主要由于寒冷季节或气温发生骤变，常导致呼吸道反复感染，此时患者的气喘症状加重，痰量明显增多且呈脓性，肺部出现湿性音，查血白细胞计数增加等。

气管炎的预防措施有哪些?

（1）锻炼身体，提高抗病能力。提高人体呼吸道抗病能力的措施主要是"三锻炼"，即通过体育锻炼、耐寒锻炼和呼吸锻炼，增强体质，达到少发病或不发病的目的。老年人较为适宜的体育锻炼是气功、太极拳、体穴按摩和一些简单的保健操，根据体力逐渐增加活动量。

（2）防寒保暖，预防感冒。注意保暖，气温骤降时，及时添衣。感冒流行季，尽量减少到公共场所，出门勤洗手、戴口罩。

（3）日常饮食的补充。确保营养摄入充足、均衡，切忌油腻、辛辣、生冷、过咸食物，以避免病情加重。多食新鲜蔬菜，若条件允许可多食润肺祛痰、止咳平喘之品，如：紫菜、百合、山药等。

（4）改善工作和生活环境。做好通风防尘工作，避免有害的粉尘、烟雾或刺激性气体等对呼吸道的刺激。吸烟者更应戒烟，同时也可使周围人免受二手烟的危害。

小贴士

如出现上述相关症状，就应当多加留意自身身体情况，并及时进行相关检测，从而有效地防止支气管炎的恶化，达到早发现、早诊断、早治疗的目的。

（李楠　姚利）

慢阻肺患者生活小贴士

衣食住行虽琐碎，但与我们每个人都密不可分。特别对于慢阻肺患者来说，秋冬季节即将来临，及时防患于未然，合理安排衣食住行，实用性和科学性并存，对疾病的预防、治疗和康复起着举足轻重的作用。

衣

"三层穿衣法"：

（1）内层：也称贴身层、排汗层，可选择速干、透气、保暖、量轻的速干内衣、羊毛内衣。

（2）中层：也称保暖层，可选择量轻、保暖、速干、透气、防水、防晒的抓绒衣或摇粒绒衣以及轻型羽绒服。

（3）外层：也称隔离层、防护层，可选择量轻、保暖、透气、防风、防水、防刮的冲锋衣或羽绒外套。

三层不等于三件，应根据气温合理选择衣物，重点是保暖，避免受凉。

食

（1）宜进食高蛋白、丰富维生素、低碳水化合物的食物，避免食用产气食物，以免胀气使膈肌上抬影响呼吸。

（2）合理配比其他营养素，根据饮食爱好，制订个性化的食谱；可在每日三餐基础上加 1~2 餐，少量多餐。

（3）补充丰富的维生素和微量元素，尤其是富含维生素 C、维生素 E、钙、镁的食物，如牛奶、荞麦、豆类、芹菜、菠菜、花菜等。

（4）食物不可太精细，粗细搭配。

（5）给予温和、软细、易消化的饮食，细嚼慢咽，避免加重喘憋。

（6）多选用煮、清炖、蒸、焖、熬等烹调方法。

（7）饮食不宜过甜、过咸，以免生痰上火；忌烟、酒与辛辣刺激、生冷、海腥、酸涩、甜黏食品；水肿时宜低盐饮食。

（8）控制淀粉和糖的摄入，多食润肺、益肺的食物如梨、银耳等。

（9）保证足够的饮水量，少量多次饮水，每日饮水量 1500 毫升以上，以稀释痰液利于排出（心功能不全、尿少者除外）。

（10）注意口腔护理，进食后 2 小时内不可立即平卧。

中医学四季饮食指导：

春季宜多甘少酸，可适时服用一些滋补品，如银耳，还有菊花茶，可与桑葚子同泡茶饮。

夏季以清心养肺、滋阴生津为主，如食用西瓜、黄瓜、冬瓜、丝瓜、西红柿、杨梅、乌梅、绿豆等；还可以选择清淡食品，有助开胃增食、健脾助运和消暑解毒类食品，如菊花、薏苡仁、扁豆、玉米、豌豆、赤豆、马齿苋等。

秋季"润肺防燥"，如银耳、梨、芝麻、芡实、苹果、葡萄、香蕉、柿子、菠萝、罗汉果、大枣、黄瓜、西红柿、冬瓜、百合、白萝卜、胡萝卜等，以防秋燥伤肺。定期吃梨粥和银耳、百合羹等。

"春夏养阳，秋冬养阴"，冬季宜以富有营养的食物为主，或以血肉补养之品为佳，如银耳、甲鱼、百合、阿胶、虫草鸭汤等。肾阴虚者可食甲鱼、龟及猪牛羊的脊髓等补肾填精；以桂圆、核桃仁、阿胶等温补之品来滋补人体气血。

住

（1）环境舒适，采光好，室内空气新鲜、洁净、通风，室温18~22℃、湿度60%；

（2）家用无污染厨灶；

（3）保持烹调环境的清洁，炒菜时要打开抽油烟机并开窗通风；

（4）注意烹饪方式，爆炒或煎炸时，产生的刺激性烟雾会加重病情。

行

包括：疾病相关的行为（药物治疗关键点，慢阻肺相关康复训练，病情管理与监测，接种疫苗）、运动训练、出行、行为习惯等。

药物治疗关键点：

（1）正确掌握吸入技术；

（2）清楚药物的剂量、方法；

（3）治疗方案的不良反应；

（4）治疗依从性。

慢阻肺患者相关康复训练包括：排痰训练、呼吸肺康复训练、氧疗等。

病情管理与监测：

（1）评估：每年至少一次肺功能检查；

（2）症状：咳嗽、咳痰、呼吸困难、疲劳、活动受限、营养、睡眠障碍等；

（3）急性加重：发作的频率、严重程度、可能相关的病因等；

（4）影像：症状明显恶化时进行的影像学检查；

（5）吸烟：患者是否吸烟以及身边是否有人吸烟。

接种疫苗：建议所有65岁以上慢阻肺患者接种疫苗。

运动训练：

（1）人群：疾病各个时期、各年龄段的患者，包括急性加重入院患者；

（2）时间：上午晚些及下午早些时候进行运动锻炼为佳；

（3）方式：有氧运动配合骨骼肌抗阻力训练或呼吸肌锻炼；

（4）强度：初始以患者能耐受、无不适感为度，自觉"有点儿累"或"稍累"；

（5）频率：逐渐增加锻炼时间及强度，每次运动10~45分钟，每周至少3次；

（6）原则：安全性，循序渐进，个性化，全面发展。

出行：

（1）避免进入空气污染和人群密集的公共场所；

（2）避免接触职业性的粉尘、烟雾和有害气体，以及室内外的空气污染物；

（3）注意与上呼吸道感染患者隔离，防止交叉感染；

（4）预防过敏反应：避开过敏原，抗过敏治疗。

行为习惯：

（1）戒烟；

（2）预防被动吸烟；

（3）避免受凉、过度劳累等感冒诱因，气温变化时及时增减衣服；

（4）经常洗手，常备餐巾纸或湿巾纸。感冒高发季建议与人握手后，接触门把手、公交车吊环后尽快洗手；

（5）咳嗽礼仪；

（6）常用热水泡脚，因"寒从足下起"；

（7）三餐后漱口，推荐餐后用淡盐水漱口，以起到消炎杀灭的效果；

（8）心胸豁达、情绪乐观、睡眠充足。

防感冒小妙招：

（1）四"搓"：搓手、搓脸（鼻翼两侧）、搓背、搓脚；

（2）热水搓耳；

（3）热脸热脚。

（张婷）

冬日慢阻肺患者呼吸功能锻炼操

冬季是呼吸系统疾病多发的高危季节，容易引发慢阻肺（COPD）、哮喘等疾病，下面我们就一起来学习如何通过自身防护，安全度过冬季。

什么是慢阻肺？

慢性阻塞性肺疾病是一种具有气流阻塞特征的慢性支气管炎和（或）肺气肿，可进一步发展为肺心病和呼吸衰竭的常见疾病，常表现为咳嗽、咳痰、喘息、胸闷。

慢阻肺患者如何自我保健？

首先，来教大家做呼吸功能锻炼。

缩唇呼吸：将嘴唇缩住做成像鱼嘴状，尽全力缓慢地将肺内的气体向外呼出，类似这种锻炼是缩唇呼吸。

腹式呼吸：女性多是胸式呼吸，男性是腹式呼吸，通过加强锻炼腹式呼吸来锻炼呼吸肌、膈肌，让膈肌发挥辅助呼吸肌的功能；可以通过鼓肚子深吸气，然后缩肚子呼出气体，这是一种锻炼方式（图9）。

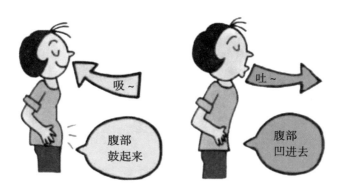

图 9 腹式呼吸法

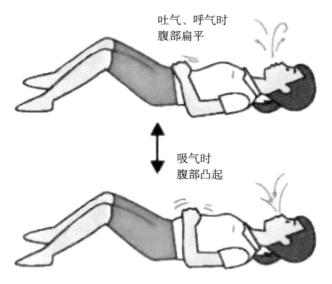

图 10 腹式呼吸锻炼

呼吸功能锻炼时需注意以下几点：

（1）吸气时让气体从鼻孔进入，这样吸入肺部的空气经鼻腔黏膜的吸附、过滤、湿润、加温可以减少对咽喉、气道的刺激，并可防止感染。

（2）呼气时缩唇大小程度由患者自行选择调整，呼气力度在呼出气流能使距口唇15~20厘米处的蜡烛火焰倾斜而不熄灭为准。

（3）呼与吸的比例为2∶1或3∶1，每次做呼吸练习10~20分钟，每日3~4次，每次吸气后不要忙于呼出，宜稍屏气片刻再行缩唇呼气。

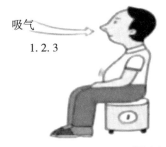 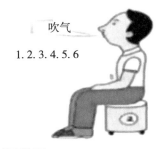

图 11　呼吸节奏练习

呼吸功能锻炼的目的有以下几方面：

（1）改善换气和肺部、胸部的弹性，维持和增大胸廓的活动度；

（2）强化呼吸肌，改善呼吸的协调性；

（3）缓解胸部的紧张，增强患者的体质。

其次，翻身拍背排痰时的注意点：注意叩击手法（叩击者两手指弯曲并拢，使掌侧成杯状，拇指紧靠示指，以手腕力量，从肺底自下而上、由外向内，迅速而有节奏地叩击），每一肺叶叩击 1~3 分钟，每分钟 120~180 次（2~3 次 / 秒），每次叩击 5~15 分钟。

此外，家庭氧疗不能忘。通过氧疗能够提高血氧的含量、减少呼吸道症状、改善生存质量。家庭氧疗的时间建议每天在 15 小时以上，提倡慢阻肺患者持续低流量吸氧，氧流量不要太高，一般在 1~2 升 / 分钟。高氧浓度对慢阻肺患者反而是不利的，有时候可以抑制二氧化碳的排出，反而会加重二氧化碳潴留的情况。

最后，要加强自身抵抗力，保持室内的空气流通，注意开窗通风。气候变化及时增减衣物，避免受凉感冒。要适当锻炼，进行有氧运动，如跑步、打太极拳等以增加血氧含量。

（陶雪芹　姚利）

慢阻肺患者该不该运动？

胸闷气短是慢阻肺（COPD）患者常见的症状，有的患者误认为卧床休息、尽量少动可以缓解症状，利于疾病的恢复，其实并非如此。

研究显示，卧床 1 周可引起肌肉体积和收缩力降低 10%~15%，卧床 3 周可导致体力工作能力下降 20%~25%。长期卧床可引起下肢静脉血栓、肺活量降低、肌肉萎缩、焦虑和压抑等一系列问题。

美国胸科学会及欧洲呼吸学会发布的共识指出：

（1）COPD 急性发作期患者入院后早期进行肺康复锻炼更有效、更安全，并可降低患者再住院率；

（2）危重症患者进行运动锻炼可以延缓肺功能减退速度，加快康复。

因此，COPD 患者的运动锻炼尤为重要。除了在住院期间进行合理的运动康复训练外，回到家中也要在坚持合理用药、戒除危险因素的基础上坚持适当的运动锻炼。

锻炼方式：主动运动和被动运动。

运动部位：上肢、下肢、全身。

运动原则：因人而异，选择适合的运动方式。循序渐进，运动量从小到大，运动类型由易到难。床上被动及主动运动时要从远端至近端，从四肢至躯干。

手指关节屈曲伸直锻炼

要领

被动锻炼：患者仰卧，医护人员或家属手握患者手指背，掌心对第二至五指端，缓慢使手指做屈曲运动；揉指，缓慢做伸直运动；重复 10~15 次，收回呈起始位。

主动锻炼：患者自行锻炼抓握动作，可使用训练器材辅助锻练，力量增强后可锻炼抓握水杯或握笔写字等。

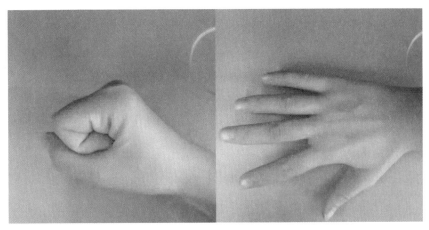

图 12　手指关节锻炼

腕关节活动

要领

被动锻炼：医护人员或家属手握患者手和腕，缓慢使腕做屈曲运动，指伸；缓缓做背屈运动，指屈；缓慢做腕关节桡偏及尺偏；重复 10~15 次，收回呈起始位。

主动锻炼：患者如上所述自主活动腕关节。

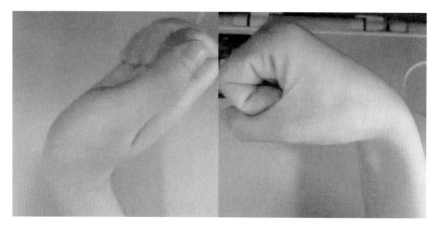

图 13　腕关节活动

肘关节屈伸锻炼

要领

被动锻炼：患者仰卧，医护人员或家属手扶患肢肘部及腕部，使其肘部交替进行伸直与屈曲运动；动作缓慢，每次停 3~5 秒；重复 10~15 次，收回呈起始位。

主动锻炼：患者如上所述自主活动肘关节。

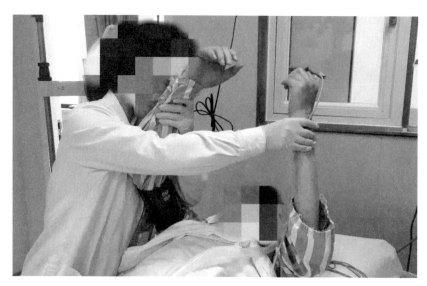

图 14　肘关节活动

肩关节外展内旋上举锻炼

要领

被动锻炼：患者仰卧，医护人员或家属手握患肢腕部掌侧，使其掌心向上，肘伸直；缓慢尽力使患者依次做外展内旋上举运动，每次停 3~5 秒；各动作重复 10~15 次，收回呈起始位。

主动锻炼：患者仰卧的同时，自主进行肩关节外展内旋和上举的动作。

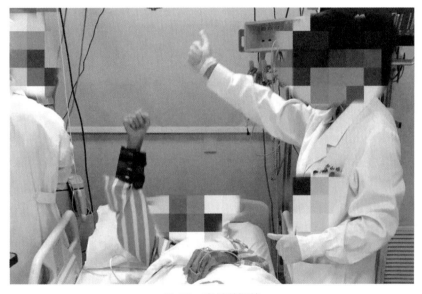

图 15　肩关节锻炼

踝关节活动

要领

被动锻炼：患者仰卧，医护人员或家属手握患足跟部，另一手握其足趾做内、外旋转踝关节，各重复 10~15 次；帮助患足被动锻炼，踝关节背伸和趾屈各重复 10~15 次，收回呈起始位。

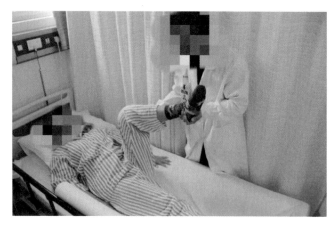

图 16　踝关节被动锻炼

主动锻炼：患者仰卧的同时，自主进行足背运动，缓缓勾起脚尖，使脚尖朝向自己，至最大限度保持 5~10 秒；然后脚尖缓缓下压，至最大限度保持 5~10 秒再放松。以此为 1 组，重复 10~15 次。然后以踝关节为中心，脚 360 度环绕，重复 10~15 次。

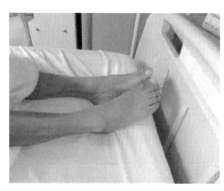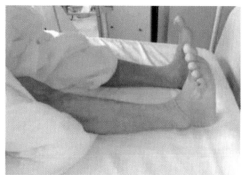

图 17　踝关节主动锻炼

膝关节屈曲伸直锻炼

要领

被动锻炼：患者仰卧，医护人员或家属手握患足后跟部及膝部，缓慢地尽力使膝做屈曲运动，停顿 3~5 秒；缓缓伸直膝，再慢慢放下患肢，重复 10~15 次，收回呈起始位。

主动锻炼：患者仰卧的同时，行交替抬腿做屈膝运动，每条腿重复 10~15 次。

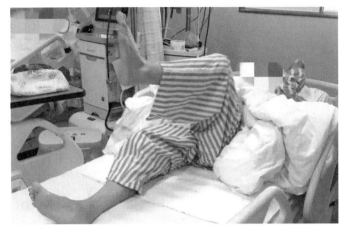

图 18　膝关节锻炼

髋关节屈曲伸直锻炼

要领

被动锻炼：患者仰卧，医护人员或家属手握患足后跟部及膝部，缓慢地协助患者膝部和足部上抬，使髋做屈曲运动，再慢慢放下患肢，重复 10~15 次，收回呈起始位。

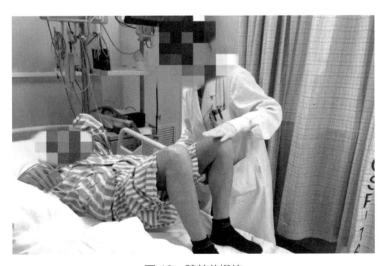

图 19　髋关节锻炼

主动锻炼：患者仰卧，一侧下肢伸直，另一侧屈曲，双手交叉抱住膝关节，用力向胸部拉，持续用力，待肌肉疲劳，左右交换。

改变体位

从卧位→坐位→坐于床边→坐于座椅→站立和行走，逐渐提升活动强度。

尽量在减少劳累症状发生的情况下进行低负重、高频率的单肢对抗训练，可增加肢体功能和运动耐量。使用道具进行抗阻力运动、有氧运动。

上肢锻炼器具可选用水瓶、哑铃、沙袋、弹力带等。从仰卧体位开始，手拿重物向上抬，至手臂伸直，重复6~10次为一组，重复1~3组。

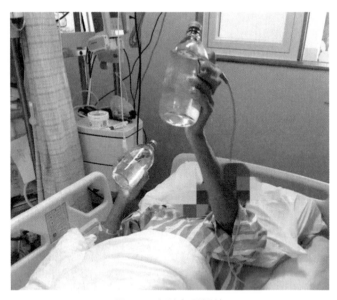

图20　上肢负重锻炼

手提重物放于大腿两侧，曲肘至肩部，每手重复6~10次，重复1~3组。如感觉太困难，两手交替做。

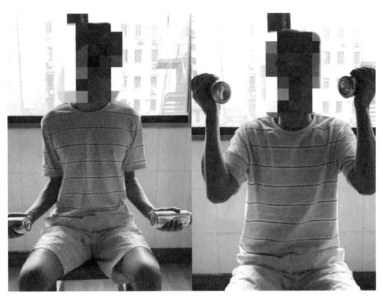

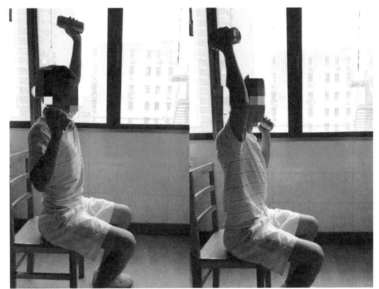

图 21　肘关节负重锻炼

　　以站位或坐位为开始位置，将手拿着的重量向上抬，至手臂伸直，重复 6~10 次为一组，重复 1~3 组。若有肩部问题，不应做此训练。

　　最初面向并倚靠墙，然后两手推墙使自身远离墙，重复 6~10 次为一组，重复 1~3 组，提升难度可使脚远离墙。

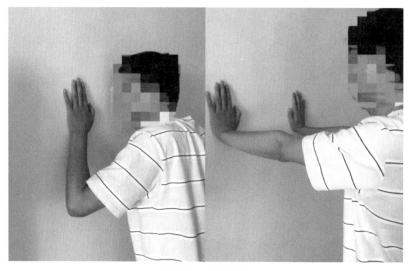

图22　肩部锻炼

向前倚靠在椅子或长凳上，将手臂从伸直体位向上拉至胸廓，重复6~10次为一组，重复1~3组。

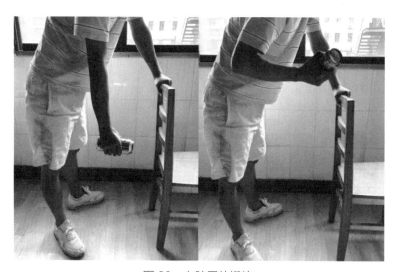

图23　上肢屈伸锻炼

下肢锻炼器具可选用沙袋、弹力带等，可进行自行车、爬楼梯、踏板运动等。

从最初位置向前压腿，直至膝盖伸直，重复 6~10 次为一组，重复 1~3 组。

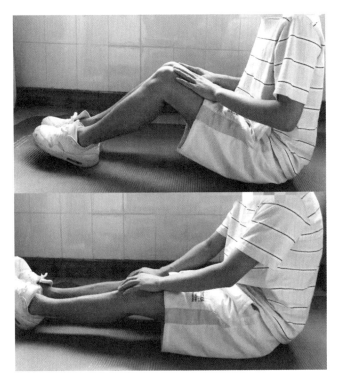

图 24　屈膝练习

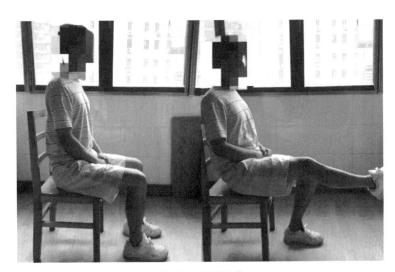

图 25　抬腿锻炼

坐站交替训练抬腿，6~10 次为一组，重复 1~3 组。提升难度：不用手辅助，起身时加快速度。

台阶有氧训练，每做 30 秒踏阶后休息 1 分钟，根据身体状况重复 5~10 次。

全身锻炼

方式：慢走、做些简单的家务、种花，各种传统的体育锻炼如太极拳、八段锦等。

训练强度：以运动中及运动后微出汗但无明显不适为宜。

运动注意事项：

（1）运动时间：一般为每周 3~5 次，每次 30 分钟；体质虚弱无法耐受者中途可先休息，至恢复后继续训练。

（2）运动与呼吸配合：在运动时，可配合适当的呼吸模式，调整呼吸和运动的节奏。总的来说，需要用力时呼气。例如：提起哑铃时呼气，放下时吸气；从椅子或床上站起时呼气。最重要的是一定不可以屏住呼吸。

如果出现以下任何症状，应该停止运动，并适当休息，然后以较慢的速度重新开始。若以下不良的感觉持续存在，请联络医生。

（1）严重的气短（在运动时感到一定程度的气短是正常的表现）；

（2）原因不明的胸口、颈部或手臂痛（必须立即停止）；

（3）过度的疲劳（比平常感觉更加疲倦）；

（4）头晕、恶心、轻度头痛或心悸。

在以下情况下，建议患者不要做运动。

（1）自身感觉不适（如感冒、COPD 急性加重等）；

（2）用餐后 1~2 小时内；

（3）在糟糕的天气下（特别炎热、大风、湿度高等情况，谨慎外出）。

运动四戒

（1）戒盲目负重练习。宜选择动作缓慢柔和、肌肉协调放松的活动，避免一时负荷过大引起肌肉、关节的损伤。

（2）戒屏气使劲。屏气时胸腔内压力骤然升高，血液回流不畅，心输出量减少，因而脑的血液供应也减少，容易导致头晕、目眩，严重者可发生昏厥；而在屏气完毕时，心输出量骤增，血压上升，脑的血液供应也猛然增加，易发生脑血管意外。

（3）头部位置剧烈变换。如前俯后仰、侧倒旁歪、各种翻滚、头低脚高等这些动作会使血液向头部流动，患有心脑血管疾病的老年人由于血管壁变硬、弹性差，一旦经受不住可发生血管破裂，造成脑出血。

（4）戒急于求成。活动量过大或速度过快往往是发生意外损伤的原因。锻炼时应循序渐进，对一定的运动或负荷适应后再慢慢增加活动量，切勿操之过急而使活动负荷过大。理想的运动强度是指既能产生预期效果，又不会因为强度过高而产生临床症状、不适、疲惫和厌倦。

（张华文　李静怡）

哮喘那点事儿

如何识别哮喘发作信号？

多数哮喘急性发作存在早期征兆。我国 30 个省市区门诊就诊哮喘患者调查结果表明，82.5% 的哮喘患者在上次哮喘急性发作时存在早期征兆，发生频率最高的 3 个症状为咳嗽、胸闷及气促。通过识别哮喘的发作征兆，早期发现有助于减少哮喘发作。

哮喘急性发作时该如何处理？

哮喘急性发作后，首要处置应为脱离过敏原、避免诱发及危险因素的接触和暴露、呼吸困难的患者给予氧疗。家庭与社区处理是急性发作治疗的首要环节，轻、中度急性发作的患者可在家庭或社区治疗中得到缓解。主要的治疗措施为重复吸入速效支气管舒张剂或福莫特罗低剂量 ICS 联合制剂。无条件自救应立即拨打 120 急救中心呼救，请急救医生前来救治或尽快送至就近医院就医。

治疗哮喘的药物有哪些？

治疗哮喘的药物主要分为两类：

一类是控制类药物。即需要每天使用并长时间维持应用的药物，主要通过其抗炎作用使哮喘患者维持在临床控制状态，包括吸入糖皮质激素（ICS）、长效β2-受体激动剂（ICS/LABA）、白三烯调节剂（LTRA）、口服糖皮质激素、缓释茶碱及其他有助于减少全身激素应用剂量的药物。

二是缓解类药物，又称急救药物。在患者急性发作时可按需使用的药物，主要通过其迅速解除支气管痉挛从而缓解患者速发的哮喘症状，包括速效吸入和短效口服β2-受体激动剂（SABA）等。

哮喘自我管理工具有哪些？

书面哮喘行动计划是一种用来指导哮喘患者如何实施自我管理的方案。

哮喘控制测试（ACT）是一种以简单问答的形式，评估哮喘控制水平的问卷，适合哮喘控制不佳的患者使用。测试结果为25分，哮喘得到良好控制；20~24分，哮喘部分控制；<20分，哮喘未控制。

呼气峰流速值（PEF）监测与哮喘日记：PEF检查是一种实时哮喘检查的简单而有用的工具，已经被广泛用于哮喘的自我管理中。

哮喘患者日常生活中需注意什么？

避免诱发因素，忌接触过敏原。

忌烟雾和异味刺激，尤其是吸烟应严厉禁止，多吃水果和蔬菜，避免进食可能诱发哮喘的食物，如鱼、虾、蛋等。

避免被动吸烟，必要时可应用增加机体免疫力的药物；去公共场所戴口罩。

忌精神紧张和过度疲劳，保持乐观的心理状态，学会自我调节，避免激动。

哮喘患者可以运动吗?

可以,适宜的体能锻炼可以增强身体素质,改善心肺功能,促进血液循环和新陈代谢,增加免疫力,从而减少哮喘急性发作。因此,以运动为主的非药物治疗也是哮喘管理的重要组成部分。但是要避免剧烈运动和竞争性强的运动。运动量过大或过于剧烈会加重心肺的负担,可能诱发哮喘急性发作。同时应避免短跑、篮球、足球等竞争性强的运动。

(吕雅韵　秦琦)

哮喘病患者该运动吗？

支气管哮喘简称哮喘，是由多种细胞（如嗜酸性粒细胞、肥大细胞、T淋巴细胞、中性粒细胞、气道上皮细胞等）和细胞组分参与的气道慢性炎症性疾病。表现为反复发作的喘息、气急、胸闷或咳嗽等症状，并常在夜间和清晨发作、加剧，很多患者有着"上气不接下气"的痛苦，造成生活质量的下降。

哮喘患者经常会因为体育运动增加呼吸频率和强度，所以不敢也不愿参加健身锻炼，有的人甚至终日静养。那么，体育运动适合哮喘患者吗？

我们先分析哮喘患者运动的优缺点：

不利方面：哮喘是气道的慢性炎症性疾病，运动可以诱发或加重哮喘症状。

有利方面：运动训练可以改善哮喘患者的运动耐受情况，可以提高哮喘患者心肺功能。

那么到底该运动吗？

事实上，不运动使患者的肺通气量更趋下降，不但不利于康复，反而使病情加剧。

最新的研究显示，运动训练可以减轻气道的炎症，改善哮喘的严重程度、发作的天数、去急诊室的次数、焦虑和抑郁的症状以及生活质量。

《全球哮喘防治创议》在"控制哮喘症状和减少未来发病率——非药物干预"部分中列出了身体活动这一项，并做出了如下描述：鼓励哮喘患者进行常规体育活动，以获得一般健康益处。

所以普通哮喘患者，在哮喘症状得到很好控制时，根据自身体能状况，积极进行规律的中等强度体育锻炼是很有必要的。

所以哮喘患者可以运动，但要注意合理、适度运动。

（1）选择好健身锻炼的形式。室内游泳是适合大多数哮喘患者的项目。如果在夏季经常游泳，就能改善哮喘患者的体质，抑制病情的发展与变化，起到冬病夏治的作用。另外，哮喘患者还可以选择散步、慢跑、做操、骑自行车、太极拳、剑术、气功或使用弹力带、小哑铃等运动方式。

（2）选择健身锻炼的场所。根据哮喘患者的身体状况，健身锻炼时要尽量减少水分的蒸发和热对流的交换，因此，活动场所要选择在湿润、温暖的环境，如林间的空地、河边的草地。而在冬天，哮喘患者应在室内活动。

（3）注意健身锻炼的节奏。哮喘患者应严格控制健身锻炼的运动量，不要骤增骤减，否则会造成呼吸道水分和热量的急剧散失，进而诱发支气管痉挛。哮喘患者在健身锻炼前要做一些准备活动，比如四肢的伸、屈、抬、踢，使身体有轻微地出汗，然后再开始正式锻炼。一般是先做5分钟准备活动，然后加大运动量运动2分钟；休息2分钟后，再用选定的项目锻炼20~30分钟；锻炼后再做调整放松活动5分钟。每周进行两次，2~4个月为1个疗程。

（4）注意正确的呼吸方式。哮喘患者在进行健身锻炼时，千万要避免张口呼吸，坚持用鼻呼吸。同时还要养成平时用鼻呼吸的良好习惯，以此来避免上呼吸道水分和热量的散失。

但是，哮喘患者进行运动要特别注意以下事项：

（1）正处在急性发作期（症状恶化）的哮喘患者不能进行训练，应等症状缓解，气道功能改善后再开始运动。

（2）根据医生的建议，可以在运动前或后，使用短效支气管扩张剂，来避免或治疗运动诱发的支气管收缩。

（3）应避免在寒冷的环境或者经空气传播的过敏原或污染物的环境中运动。

（4）运动诱发的支气管收缩，除了可能被高强度运动诱发以外，也可能被长时间的运动诱发，所以，应当避免运动总时间过长。

哮喘患者只要进行合理运动训练，就会增强体质，提高心肺功能。

（汤莉）

控制哮喘的"三区管理法"是什么？

哮喘是目前最常见的慢性疾病之一，大多数患者分散在家中接受治疗。想让哮喘得到良好控制，科学的自我管理方法、正确判断病情的严重程度非常重要。

哮喘患者平时的自我监测包括症状监测和肺功能监测：

（1）可采用哮喘日记的方式，记录哮喘可疑诱因、发作症状、使用的药物，在就医时为医生用药、判断哮喘严重程度、病情变化的动态监测、是否需要及时就医等方面提供客观数据。

（2）推荐使用峰流速仪进行肺功能的日常监测，峰流速仪具有携带方便、操作简单的特点，患者可随时检测呼气峰流速值（PEF），即深吸气后用力呼气的最大瞬时流速。主要反应呼吸肌的力量及气道有无阻塞。PEF 检测能客观评估哮喘的控制情况。长期检测可用来预测哮喘急性发作，短期检测可用以评估药物疗效及急性加重后的恢复情况。

什么是"三区管理法"？

"三区管理法"是为了形象化和便于记忆，仿造交通管理信号系统，分别设立了绿区、黄区和红区。哮喘患者可以根据自己的病情，结合峰流速仪测定结果，找出自己目前处于哪个区域以及应采取何种措施。

绿区：PEF 常处于个人最佳值的 80%~100%，变异率通常小于 20%，表示哮喘得到很好控制，活动和睡眠不受干扰，很少或没有症状。

黄区为警告区：PEF 占个人最佳值的 60%~80%，变异率在 20% 到 30% 之间。常有哮喘症状，包括夜间症状，活动或休息时出现胸闷、活动减少。提示有可能哮喘发作。

红区为警戒区：PEF 为个人最佳值的 60% 以下，休息和活动时出现哮喘症状。需要立即用药或就诊。

峰流速仪使用方法如下：

（1）安装口器，将指针拨到标尺零的位置。

（2）取站位或坐位，深吸气，将峰流速仪口器放入口中，用口唇包紧口器。

（3）用最大的力气和最快的速度呼气。

（4）记下指针所指的数值。

建议每天早晨起床后和晚上进行峰流速仪监测，每次连续吹 3 次，并取其中数值最佳的一次记录在哮喘日记表上。每天测定前不要吸入支气管扩张剂。

和医生一起确定出"个人最佳值"，设置警示区域。"个人最佳值"一般为哮喘控制 2 周以上，在没有任何哮喘症状、患者自我感觉良好的情况下，认真测量 2 周所得的最高峰流速值。

峰流速值结果直观明了，是经济又实用的家庭自我检测的有效方法。正确使用"三区管理法"会让你更好地控制哮喘，带来健康生活。

（汤莉）

慢阻肺和哮喘不是一回事儿

每个人都希望自己有一个健康的身体。只有呼吸顺畅，我们的身体才能充满活力和元气。如何在这一呼一吸间把握自己的健康？这是我们今天讨论的话题。

除了咳嗽、咳痰之外，慢性阻塞性肺病（慢阻肺）患者常有胸闷、气短、喘息症状，就觉得自己有哮喘。其实，"喘"不一定就是哮喘。我们需要及时到医院进行检查，明确病因。那么，什么是慢肺阻？慢阻肺与哮喘如何鉴别？

什么是慢阻肺？

慢阻肺是一种具有气流受限特征的、可预防和治疗的疾病，气流受限不完全可逆，呈进行性发展，与肺脏暴露于香烟烟雾等有害气体或有害颗粒有关。慢阻肺主要累及肺脏，但也可引起全身（或称肺外）的不良反应。

慢阻肺的病因尚不清楚，通常认为与慢性支气管炎和阻塞性肺气肿发生有关的因素都可能参与慢性阻塞性肺病的发病。已经发现的危险因素大致可分为外因（即环境因素）与内因（即个体易患因素）两类。外因包括吸烟、粉尘和化学物质的吸入、空气污染、呼吸道感染及社会经济地位较低的人群（可能与室内和室外空气污染、居室拥挤、营养较差及其他与社会经济地位较低相关联的因素有关）。内因包括遗传因素，气道反应性增高，在怀孕期、新生儿期、婴儿期或儿童期由于各种原因导致肺发育或生长不良的个体。

慢阻肺常见于长期多量吸烟的人群，中老年后起病，多数逐渐表现为咳嗽、咳痰、胸闷、呼吸困难等。慢性咳嗽、咳痰常先于气流受限数年并持续存在，但不是所有的咳嗽、咳痰患者均会发展为慢阻肺。患者也可仅有不可逆气流受限改变而无慢性咳嗽、咳痰症状。

而哮喘是由多种细胞（如：嗜酸性粒细胞、肥大细胞、T淋巴细胞、中性粒细胞、气道上皮细胞等）和细胞组分参与的以气道慢性炎症为特征的异质性疾病，这种慢性炎症与气道高反应性有关，表现为反复发作的喘息、气促、胸闷和（或）咳嗽等症状，强度随时间而变化。多在夜间和（或）清晨发病，多数患者可自行缓解或经治疗缓解。

慢阻肺和哮喘有哪些共同点？

慢阻肺和哮喘都是慢性气道阻塞性疾病，它们主要的共同点为：

（1）由基因遗传背景和环境因素共同作用；

（2）可表现为黏液分泌亢进和支气管痉挛等的病理生理改变；

（3）临床上可表现呼吸困难、胸闷、憋气、喘鸣、咳嗽等；

（4）部分慢阻肺患者可有气道高反应，气流受限部分可逆性；

（5）反复发病可导致不同程度的气道重塑。

慢阻肺和哮喘的差异有哪些？

慢阻肺与哮喘的发病机制不同，它们之间存在许多差异。

（1）病因不同：慢阻肺通常与吸烟、有害气体或颗粒暴露有关；而多数哮喘的发病较早，与过敏有关。

（2）遗传不同：慢阻肺存在遗传易感性，有研究显示也与胎儿在母体发育情况有关；哮喘有一定的家族史，与遗传基因相关。

（3）年龄不同：慢阻肺往往都是中老年起病；而哮喘患者一般起始于青少年，但老年哮喘不能忽视，哮喘反复发病后可合并慢阻肺，两者可以重叠。

（4）时间不同：慢阻肺症状呈持续性、进行性加重；而哮喘的发病常呈发作性、周期性、季节性，可自行或经治疗后缓解。

（5）炎症细胞不同：慢阻肺的慢性气道炎症多见于中性粒细胞、巨噬细胞和 T 淋巴细胞；哮喘的气道炎症主要为嗜酸性粒细胞、嗜碱性粒细胞、肥大细胞，且支气管平滑肌痉挛，易引起气道高反应。

（6）炎症介质不同：慢阻肺趋化因子以 T 淋巴细胞因子、肿瘤坏死因子 –α、白介素 –8（IL–8）、IL–6 等为主。哮喘以 B 淋巴细胞合成的 IgE 为介导，诱发免疫性炎症，主要炎症介质有 IL–4、IL–5 等。

慢阻肺的发病率如何？

目前在我国 40 岁以上人群慢阻肺患病率已上升至 13.7%，并成为第三大疾病死因，提示我国慢阻肺防治形势十分严峻。我国慢阻肺患者人数接近 1 亿，已成为与高血压、糖尿病"等量齐观"的慢性疾病，构成重大疾病负担。但是公众对于慢阻肺的认知却相当匮乏，只有 12% 的慢阻肺患者报告有过一次肺功能测试。

肺功能检查的意义有哪些？

明确诊断。慢阻肺的诊断标准为：在吸入支气管舒张剂后，第 1 秒用力呼气容积（FEV1）<80% 预计值，且与用力肺活量（FVC）的比（FEV1/FVC）<70%。而哮喘患者的支气管激发试验可呈阳性、舒张试验阳性或呼气峰流速大于 20%，支气管舒张收缩有可逆性；

慢阻肺在这些试验中呈阴性，提示支气管舒张、收缩不完全可逆。

随访、评估和指导用药。无论是慢阻肺还是哮喘患者都需要定期复查肺功能，以明确肺功能状况，评估患者当前使用药物是否合适，结合患者的症状进一步指导药物使用。

如何做肺功能检查？

肺功能是无创伤的检查，就像测量血压一样，但掌握方法学很重要。复旦大学附属中山医院肺功能实验室是中国第一个临床肺功能实验室，中国的第一台肺功能仪在那里诞生。他们制作的肺功能检查的科普视频，使患者在检查前预先观看，将肺功能检查内容了然于心，配合操作指令，提高了检查的准确性。

慢阻肺的危害有哪些？

慢阻肺得不到有效治疗和控制，可导致肺源性心脏病，甚至呼吸衰竭，还会引起全身症状，如：骨骼肌萎缩、骨质疏松、营养不良等，造成活动能力丧失，引起焦虑、抑郁，生活质量严重下降。因急性加重而失去生命的情况在老年人中不少见。

慢阻肺和哮喘的药物治疗方法有哪些？

慢阻肺的防治关键是戒烟和早诊早治。

慢阻肺稳定期：支气管扩张剂，通常为单支气管扩张剂和双支气管扩张剂。主要包含有两种药物：一种是 β2- 受体激动剂，另一种是胆碱能受体抑制剂。研究显示，支气管扩张剂对稳定期慢阻肺患者能改善症状，提高生活质量，减少急性发作次数，减少肺功能下降趋势等。合并有呼吸衰竭的，建议长期家庭低流量吸氧，每天超过 15 小时。

慢阻肺急性发作期：通常在支气管扩张剂的基础上，联合吸入糖皮质激素。它与支气管舒张剂有协同作用，同时能抗炎，促进支气管扩张。

慢阻肺合并哮喘：在使用支气管扩张剂的同时，应考虑联合使用糖皮质激素及其他抗过敏药物。

对症支持药物如：祛痰药，由于慢阻肺黏液分泌亢进，痰多容易使气道不通畅，使用化痰药物，无论口服还是雾化皆有一定效果；免疫调节剂，由于慢阻肺易感染且通常免疫功能低下，可适时增加主动免疫力，减少急性发作次数。

哮喘基本治疗策略：

（1）过敏原检测，避免接触过敏原，消除病因。

（2）长期抗感染治疗，首选吸入激素。

（3）应急时可使用吸入 β2 激动剂。

（4）规律吸入激素＋长效 β2 激动剂后病情控制不理想者，可联合白三烯调节剂或抗过敏药物，亦可考虑增加吸入激素量或联合噻托溴铵。

（5）难治性哮喘：经上述治疗仍效果不佳时，先找寻哮喘控制不好原因，是不是使用装置不对、吸入方法不妥、使用依从性差或药物粒径大难以进入小气道。如果排除上述因素，可查血嗜酸粒细胞、血 IgE 等，亦可考虑使用IgE、IL-4/IL-13、IL-5 单抗等生物制剂。

如何改善慢阻肺的肺功能（肺康复）？

慢阻肺的肺功能下降是进行性、不完全可逆的，迄今尚无药物能够逆转肺功能的下降。建议早期诊断和在医师专业的指导下及时使用药物，如支气管扩张剂等。此外，健康的生活方式、戒烟、减少污染物的暴露及适当肺康复，如太极拳、缩唇呼吸、腹式呼吸等也是延缓肺功能下降的好方法。

呼吸训练：指导慢阻肺患者做深而慢的腹式呼吸和缩唇呼气。慢阻肺患者常呈浅速呼吸，呼吸效率差。指导患者做深而缓的腹式呼吸，使呼吸阻力减低，潮气量增大，无效腔通气比率减少，气体分布均匀，改善通气、血液比例失调。慢阻肺患者因肺泡弹性回缩力减低、小气道阻力增高、等压点向末梢小气道移动，呼气时小气道提早陷闭，使气体滞留在肺泡内，加重通气、血流比例失调。缩唇呼气由于增加气道外段阻力，使等压点移向大气道，可防止小气道过早陷闭。

呼吸肌锻炼和全身运动：步行、骑车、广播操、太极拳等，不仅增加肌肉活动度，也锻炼呼吸循环功能。

改善营养：慢阻肺患者由于呼吸负荷重，呼吸功能消耗增加，但饮食摄入由于气急、缺氧等原因减少而导致营养不良，这不仅会损害肺功能和呼吸肌功能，也会削弱机体免疫力，应重视高蛋白的摄入，改善营养状况。

小结

慢阻肺是最常见的慢性呼吸系统疾病，在我国有近1亿患者，然而很多人却对慢阻肺不甚了解。知晓率低，发病率高，慢阻肺已经成为影响国人健康的重要呼吸系统疾病。所以鼓励大家做体检时，做肺CT检查的同时，也要进行肺功能检查，发现异常要及时就诊治疗，呵护你的呼吸健康。

（佘君）

打鼾也是病，重起来要人命

你嘲笑过身边打呼噜的朋友或家人吗？你曾嫌弃过别人鼾声如雷吗？请收起你的嘲笑和嫌弃，认真对待打鼾。下面我们来认识一下打鼾究竟有多严重。

打鼾是人们在睡觉时常见的一种现象，就是平时我们俗称的打呼噜，几乎每个人都有这种经历。而打鼾的声音也是"千奇百怪"，有些像"拖拉机"，有些像"摩托车"。而我们今天要说的是打鼾打到一半忽然停止呼吸、喘不上气来的一种情况。

睡眠呼吸暂停低通气综合征（SAHS）指多种原因导致的睡眠状态下反复出现低通气和（或）呼吸中断，引起间歇性低氧血症伴高碳酸血症以及睡眠结构形态紊乱，从而使机体发生一系列病理生理改变的临床综合征。病情逐渐发展可导致肺动脉高压、肺心病、呼吸衰竭、高血压、心律失常、脑血管意外等严重并发症。

睡眠呼吸暂停是指睡眠过程中口鼻呼吸气流停止10秒或以上。可分为：①中枢型睡眠呼吸暂停（CSA）；②阻塞型睡眠呼吸暂停（OSA）；③混合性睡眠呼吸暂停（MSA）。临床以阻塞型睡眠呼吸暂停低通气综合征（OSAHS）最常见。

主要病因

肥胖：体重超过标准体重的 20%，体重指数（BMI，体重 / 身高 ^{2}）≥ 25 千克 / 米 ^{2}。

年龄：成年后随年龄增长患病率增加；女性绝经期后患病率增加，65 岁以后患病率趋向稳定。

性别：男性患病者明显多于女性。

如果你有以下表现，那就要重视了，你可能患上了鼾症。

（1）白天的表现：嗜睡、头晕乏力、认知行为功能障碍、头痛、个性变化、性功能减退。

（2）夜间的表现：打鼾、呼吸暂停、憋醒、多动不安、多汗、夜尿增多、睡眠行为异常。

当你出现以上情况时，可能会严重影响你的生活质量、工作效率和婚姻家庭关系，甚至可导致学习成绩下降、车祸工伤事故等。

治疗

（1）一般治疗：减肥，控制饮食和体重，适当运动；戒烟戒酒，停用镇静催眠药物；侧卧位睡眠；适当抬高床头；白天避免过度疲劳。

（2）气道内正压通气治疗：通过呼吸机辅助打开气道通气。

（3）外科治疗：悬雍垂腭咽成形术、鼻手术、正颌手术等。

如果你和你身边的亲朋好友有打鼾的情况，一定要早诊断早治疗。

（贝念铭　秦琦）

肺里有纤维灶，并不可怕

特发性肺纤维化（IPF）被称为不是癌症的癌症，它真的有那么可怕吗？

IPF 是一种慢性、进行性的间质性肺炎，具体病因不明。

这个病，就像它的名字一样，肺越来越像纤维一样，变得不好张开。不能张开，也就不好呼吸了。所以，这个病主要表现为活动后的呼吸困难，渐进性加重，常有干咳，也可以有乏力不适等表现。所以，当觉得自己有以上症状的话，请及时就医。

不过，并不是所有上述表现的都是 IPF 哦，其他的病比如心脏方面的疾病也有可能会导致这样的表现，具体的就交给专业的医生来评判吧！

目前，除了肺移植以外，IPF 尚无肯定疗效的治疗药物。我国目前使用以下药物来进行治疗，如，比菲尼酮、尼达尼布及 N-乙酰半胱氨酸等药物，但是疗效不确定。所以说，这是一个很难治疗的疾病，一旦不幸患上了这种疾病，还请各位患者和医生建立良好的合作关系，一起战斗。

重在预防

虽然说这个病的病因现在还没有明确，但是有 75% 的患者都有吸烟史，而且吸烟还能引起其他很多的疾病，比如肺癌。所以，戒烟不论怎么说，都对你的身体有好处。除此之外，还可以通过适当锻炼，保持身心愉悦，来提高身体素质。

（詹镛）

"眼"里看"肺"

眼睛是心灵的窗户，更是健康状况的"晴雨表"！机体内各器官和它们的活动过程互相影响、互相制约，有些眼部疾病是全身疾病的原因，而更多则是全身其他器官病变所引起的眼部改变。那么，患了肺科疾病会有哪些眼部改变呢?

急性支气管炎

眼睑：咳嗽严重时，眼睑经常出现轻度浮肿，这种现象随全身症状的减轻而自愈。

结膜：有时伴有急性结膜炎、结膜充血、水肿，特别是儿童更易发生。眼内分泌物较多，于晨间睡醒时双眼有黏性或干痂状分泌物黏着睑缘，或附着于内眦部。有时患者眼内有发痒、发干或发涩感。结膜小血管可因咳嗽而破裂，发生明显的球结膜下出血，这种情况不需要治疗，1周左右能自行吸收。

角膜：如因化学刺激性粉尘或液体、气体等物质所引起的急性支气管炎，往往并发点状或大面积角膜上皮剥脱、角膜浸润、溃疡。婴儿患急性支气管炎时并发角膜溃疡，发病率高于成年人。

视网膜：视网膜静脉往往怒张弯曲，并可出现视网膜出血。

肺气肿

眼睑、结膜：肺气肿患者合并心肌损伤时经常发生眼睑浮肿现象，以晨起时尤为明显。有的患者并发轻度结膜充血、球结膜血管扩张或弯曲。

视网膜：视网膜静脉多呈现扩张或弯曲状态，视网膜也往往出现轻重不同程度的水肿，偶有出血。

眼压：眼压升高的原因虽然并非直接由肺气肿所致，但患有肺气肿的老年人群中，常有发生慢性充血性青光眼者，眼胀疼、视力骤减、眼压升高。

肺癌

视力：如转移癌位于脑的视路部位或眼眶内压迫视神经，或位于脉络膜后极部，均可产生视力显著减退，甚至发生黑蒙。

眼球：肺癌比较多见的眼球转移部位为后脉络膜，常并发视网膜出血和视网膜剥离。颈部淋巴转移时，发生睑裂变窄、眼球内陷和瞳孔缩小等症状，即霍纳（Horner）综合征。

眼眶：肺癌转移到眼眶前部时，可以触及肿块，一般质地较硬，无压痛；如位于眼眶深部，往往不易触及，主要表现为眼球突出；如肿瘤位于眶尖部位时，眼球转动显著受限，视力极度减退；肺癌侵犯眼肌或神经时则发生眼肌麻痹。

支气管哮喘

眼睑：长期支气管哮喘患者，眼睑常常轻度浮肿。哮喘发作严重时，患者眼睑多出现轻度塌陷。

结膜：患者接触变应原时或哮喘发作时，往往伴有过敏性结膜炎。起病异常急剧，主要症状为双眼突然发作奇痒、结膜显著水肿和轻度充血，这种症状随全身情况或哮喘的缓解而减轻或好转。

　　眼底是全身唯一不用开刀就能直接看到血管和神经的部位。借助检眼镜，医生能将视网膜、视神经乳头、黄斑等眼底结构一览无余，并能够据此了解疾病进展情况。通过眼部异常表现的总结，你是不是对自己的肺部问题又有了进一步的了解呢？眼睛是心灵的窗户，也是全身的窗户！

（张婷）

呼吸系统急症

含有 ω–3 脂肪酸的肠内营养制剂
在重症患者中是否受益?

ω–3 多不饱和脂肪酸（PUFA）是一类具有抗炎、免疫调节、减轻全身炎症反应作用的脂肪酸，主要为亚麻酸、二十碳五烯酸（EPA）和二十二碳六烯酸（DHA）。ω–3 PUFA 的抗炎和免疫调节特性具有显著的临床益处，包括降低感染风险、缩短机械通气时间、缩短 ICU 住院时间及缩短住院时间等，这些获益已在针对危重症患者的肠外营养（PN）的相关研究中得到广泛的证实。

那么含有 ω–3 多不饱和脂肪酸的肠内营养（EN）制剂，是否也同样对危重症患者有获益呢？

2019 年发表于《营养》（*Nutrition*）上的一篇荟萃分析结果显示，含有 ω–3 PUFA 的 EN 制剂对于危重症患者的 28 天死亡率、ICU 死亡率、院内死亡率没有影响；但是，含有 ω–3 PUFA 的 EN 制剂可显著地减少 ICU 停留时间和机械通气时间。分析结果显示 ICU 停留时间减少 2.23 天，机械通气时间减少 2.08 天。

对于急性呼吸窘迫症（ARDS）亚组的分析结果也显示，含有 ω–3 PUFA 的 EN 制剂同样显著地减少 ICU 停留时间 3.71 天和机械通气时间 3.61 天。最重要的是含有 ω–3 PUFA 的 EN 制剂，显著地降低了 ARDS 患者的 28 天死亡率。

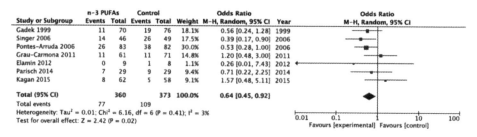

图 26　急性呼吸窘迫症患者的 28 天死亡率

有意思的是，同样是 2019 年，同样是发表于《营养》，同样是一篇荟萃分析，一项针对危重 ARDS 患者的荟萃分析结果显示，含有 ω–3 PUFA 的 EN 制剂可显著改善危重 ARDS 患者早期（3~4 天）和后期（7~8 天）的氧合指数。

荟萃分析结果同样证实，采用含有 ω–3 PUFA 的 EN 制剂进行持续喂养，可显著降低危重 ARDS 患者的死亡率。

图 27　急性呼吸窘迫症患者的死亡率

此外，2021 年一项国内的针对重症新型冠状病毒肺炎患者的研究结果显示，采用含有 ω–3 PUFA 的 EN 制剂，早启动［EEN 组（n=58）入院到启动 EN 的时间间隔 ≤ 2 天］与晚启动［LEN 组（n=45）入院到启动 EN 的时间间隔 ≥ 3 天］相比，接受 EN 治疗 3 天后，早启动组患者的炎症因子（C 反应蛋白、降钙素原、血沉、白介素 –6、白介素 –8、白介素 –10、肿瘤坏死因子 –a）水平显著低于晚启动组（P < 0.05）。

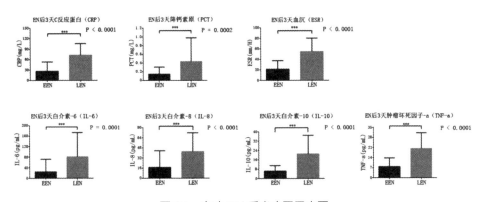

图 28　启动 EN 后炎症因子水平

早启动组的整体住院时间（P＜0.0001）和 ICU 停留时间（P＜0.0001）显著缩短。

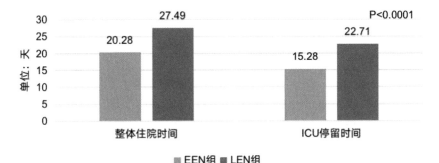

图 29　启动 EN 后住院情况

正是因为含有 ω–3 PUFA 的 EN 制剂有益于 ARDS 患者和新型冠状病毒肺炎患者的治疗，《新型冠状病毒肺炎重症患者的肠内肠外营养治疗专家建议》《重症新型冠状病毒肺炎患者营养支持治疗的专家建议》《新型冠状病毒肺炎患者的营养管理建议》《鱼油脂肪乳剂临床应用中国专家共识（2022 版）》均推荐使用含有 ω–3 PUFA 的 EN 制剂或特医食品。2021 年，这项国内的针对重症新型冠状病毒肺炎患者的研究，正是在患者入院 2 天内采用了富含 ω–3 PUFA 的 EN 制剂，从而显著降低了重症新冠肺炎患者的炎症水平，缩短了患者的整体住院时间及 ICU 停留时间。

（蒋进军）

居家用氧也是门学问

氧气治疗（oxygen therapy）是指利用各种方式将含氧气体输送给人体，预防或纠正低氧血症，提高机体氧输送，提高动脉血氧分压和氧饱和度的水平，改善组织缺氧，促进代谢，以维持机体生命活动，是辅助治疗多种疾病的重要方法之一。下面介绍几种居家氧气治疗的方式和治疗时的注意事项：

氧气袋

优点：易携带、质量轻、易贮存，操作简单。

缺点：在供氧时压力不断下降，需人工按压氧气袋，手动操作费时费力，无氧气输出流量显示装置，难以准确地调节氧流量；使用时间短，只能给氧 20~30 分钟，不适于长途转送患者使用。

注意事项：

（1）氧气袋内的压缩空气压力不易过高，超过极限压力将会影响氧气袋的使用寿命，甚至造成氧气袋的破裂。

（2）吸氧量大小用夹子调节，压力过低时，应在袋外加压。

（3）氧气袋充氧备用时，请关紧开关，不要受挤压，不可近火。

（4）氧气袋停用时，应避光、避热，避免与尖锐物和化学物品接触，以及过分挤压。袋内应充存少量空气，以防长期存放时胶布发生粘连。

氧气瓶

氧气瓶是医院、急救站、疗养院、家庭护理、战地救护、个人保健及各种缺氧环境补充用氧较理想的供氧设备。

使用的氧气瓶必须是国家定点厂家生产的。新瓶必须有合格证和锅炉压力容器安全监察部门出具的检验证书。

注意事项：

（1）宜存放在干燥阴凉处，气瓶不得撞击。

（2）使用中如发现漏气，请立即关闭气瓶阀门。

（3）严禁私自拆卸氧气瓶阀、阀门开关、压力表等阀上的零部件。

（4）用户严禁私自充装氧气。

（5）请不要自行修理。

（6）氧气瓶与明火距离应该不小于 10 米，不得靠近热源，不得受日光暴晒。

家用制氧机

综合便捷性、安全性等因素，制氧机（尤其是具有国家标准的分子筛制氧机）越来越多地被用于家庭氧疗。

注意事项：

（1）请把制氧机安放在通风良好的场所。

（2）请定期清洁过滤器。

（3）氧气也是药！请一定遵守医嘱吸氧，氧气和药品一样，医生会根据每个人身体的不同情况开处方，分为安静、活动、睡眠等三种不同状态下的流量。

日常护理：

（1）先调节氧流量，再连接；先取下鼻导管，再关流量表；以免误操作，大量氧气突然冲入呼吸道而损伤肺部组织。

（2）每日清洁湿化鼻腔，保护鼻黏膜，防止干燥破损。

（3）持续吸氧的患者，应当保持管道通畅，定时更换及清洁吸氧用具，及时添加湿化水。

（4）切实做好四防：防火、防油、防热、防震；注意用氧安全，周围禁止吸烟，不可有明火。

小贴士

家庭氧疗注意事项：

（1）家庭氧疗期间遵医嘱用氧，勿随意调节氧流量。

（2）定期检测血氧饱和度。

（3）慢性阻塞性肺疾病（COPD）患者应该低浓度吸氧。

（4）有任何不适应及时就诊。

（贝念铭　秦琦）

吸氧也会"中毒"吗？

为什么要吸氧？吸氧的机制是什么？

吸氧用于纠正缺氧，通过提高肺泡氧分压，增加氧弥散能力，提高血氧饱和度，改善低氧血症导致的组织缺氧。机体缺氧状态的改善可减轻呼吸肌因代偿缺氧过度工作的负担，并可减轻心脏的负担，是辅助治疗多种疾病的重要方法之一。

氧疗的指征是什么？

我们一般将氧分压 <60 毫米汞柱定为氧疗指征，氧分压 <55 毫米汞柱为必须氧疗指标。

什么又是氧中毒呢？

氧中毒指长时间吸入高浓度氧，体内产生过多的氧自由基，导致组织细胞的损伤和功能障碍。

氧中毒有哪些临床表现？

氧中毒一般在吸入高浓度氧（$FiO_2 > 50\%$）6~30 小时开始出现，

患者可能出现胸骨后疼痛或不适、胸闷、干咳、呼吸困难等。

因此，在日常的工作中，许多的患者和家属都觉得吸氧是个好东西，感觉不舒服或者气喘的时候就会要求医生护士给予吸氧，甚至觉得氧气吸得越多越好，而事实却并不是如此。

希望各位患者在居家氧疗时都能够合理并安全用氧。

（朱峰婷　汤莉）

警惕！无声的"杀手"——肺栓塞

　　肺栓塞是指血块、脂肪、羊水、空气以及肿瘤等各种栓子，阻塞了肺动脉或其分支所导致的一组疾病或临床综合征。其中，血栓引起的肺栓塞称为"肺血栓栓塞"。

　　肺栓塞具有起病隐匿、发病突然、漏诊率高、误诊率高、死亡率高等特点，因此被称为"无声杀手"。多数情况下，深静脉血栓形成后血栓脱落，随静脉血流回到心脏，并滞留在肺动脉，导致肺栓塞。

哪些原因会引起肺栓塞?

　　静脉血流缓慢、血管内皮损伤、血液高凝状态。一旦有静脉血流缓慢，或者血管内皮损伤，或者处于高凝状态，那么深静脉血栓形成或肺栓塞即有可能发生。

　　肺栓塞的常见症状为三联征，为呼吸困难、胸痛、咯血。大部分患者可能只有 1~2 种典型症状。

　　晕厥是肺栓塞的首发症状，甚至会不伴随其他表现，而单独出现。晕厥的发生可能因较大血栓堵塞肺动脉主干，从而发生短暂性脑供血不足造成。

猝死性肺栓塞是最少见，却是最危险的一种情况。其发病突然，无明显征兆但病情迅速恶化，呼吸急促后血压急剧下降，严重缺氧，心搏骤停，往往来不及诊断和抢救。

静脉血栓形成的表现主要有疼痛、肢端水肿和沉重感。

深静脉血栓形成的原因有许多，各种原因导致患者"动得少""动不了"或"不许动"，都是深静脉血栓可能产生的诱因。静脉本身的问题如静脉炎、静脉曲张、长时间静脉压迫等也容易产生深静脉血栓。

肺栓塞严重程度如何评估？

医生判断病情严重程度不仅根据血栓的面积大小，更主要的是看心脏功能有无受累，血压是否下降，即血流动力学是否稳定。

高危：血压＜90/60毫米汞柱或比基础时降低超过40毫米汞柱，持续15分钟以上。

中危：血压正常，心脏功能损害。

低危：血压正常，心脏正常。

初次判断结论不是一成不变的，在治疗过程中病情可能会有变化，突然加重、恶化的事件时有发生。

肺栓塞如何治疗？

案例：一位中危肺栓塞患者正在ICU接受低分子肝素抗凝治疗，心脏彩超发现右心房有一3厘米×3厘米悬浮血栓，现血压、血氧饱和度等生命体征正常稳定。

1. 是否需要外科手术取栓

有效抗凝治疗时，血栓会发生自溶，一般不必进行外科手术。

2. 是否需要溶栓

溶栓可以让心房内血栓更快地溶解，但也可能发生大块血栓脱落，导致急性肺动脉栓塞加重，引起右心衰竭或猝死，所以在血流动力学稳定时不推荐溶栓。

3. 右心房血栓是否会消失

一般充分抗凝 1 周左右血栓会明显自然变小，可以通过心脏彩超监测。

4. 如何制定治疗策略

为防止血栓脱落，患者必须绝对卧床制动，保持大便通畅。标准剂量低分子肝素治疗，密切监测大便隐血、D–D 二聚体和心脏标志物以及心脏彩超等。

人体内有复杂的凝血抗凝溶栓系统，正常情况下它有一定的自我调节能力，使两者平衡起到保护作用。但在疾病状态下它的功能发生紊乱失控，最终导致出血或血栓形成两种情况。

就肺栓塞而言，存在凝血功能强于抗凝、纤溶功能，因此需要解决的问题是清除血栓或者阻止新的血栓形成。

针对血栓标准的治疗方法有溶栓和抗凝两种。

溶栓治疗可以迅速溶解血栓，主要用于高危患者。用药前须排除有无活动性出血等禁忌症。

抗凝治疗是促进机体自身纤溶机制，缓慢溶解已形成的血栓，是肺栓塞的基础治疗手段。可采用口服抗凝药物、肠外抗凝剂等进行治疗。

最经典的口服药物是华法林，抗凝过程中需要密切监测血 INR 水平，以维持在 2.0~3.0 之间为宜。华法林使用初期需与低分子肝素至少重叠 5 天。若 INR 非常高，可用维生素 K 处理。

新型口服抗凝药物（如利伐沙班），通过直接抑制凝血通路中的某一靶点来起到抗凝作用，目前主要包括直接抑制 Xa 因子和直接抑制 Ⅱ a 因子（凝血酶）这两个凝血瀑布中最重要的靶点。

肠外抗凝剂常用的药物是普通肝素（静脉注射或皮下注射）和

低分子肝素。磺达肝癸钠等普通肝素治疗时，应密切监测凝血指标中的 APTT 来调整药物剂量。抗凝过程中引起肝素诱导的血小板减少症的风险略高。

低分子肝素是目前临床上应用最广泛的抗凝药物，应根据患者体重决定给药剂量。因经肾脏清除，用前需要关注肾功能，必要时减量使用。

如果肺栓塞患者需要手术，抗凝药物应停用，以降低术中的出血风险。

具体停药方案根据不同的抗凝药物而定。

若妊娠期新发或复发肺栓塞，首选皮下注射低分子肝素。是否继续妊娠是一个伦理学问题，需谨慎综合讨论。

经过治疗，如仍有一部分血栓不溶解，长期阻塞血管管腔，那么右心泵血阻力会显著增加（肺动脉高压），最终导致右心室肥厚和右心衰竭，即慢性血栓栓塞性肺动脉高压，此类患者需进行长期抗凝治疗。

抗凝期间血液不容易凝固，要注意观察有无突然出现的皮肤瘀斑、鼻出血、牙龈出血或大便小便出血等情况，这些可能是抗凝过量的警示，如出现上述情况，建议及时前往医院就诊排查。

肺栓塞怎么预防？

肺栓塞属于一种比较急的病，也就是当肺动脉主干有阻塞时，患者会在短时间内有缺氧、气喘、胸闷等情况。当患者双侧肺动脉阻塞时，也会出现这种情况，严重者会在肺梗死后出现肺坏死、咯血以及晕厥等情况，部分患者会休克或者死亡。因此预防肺栓塞的发生尤为重要。

（1）日常作息规律，多运动，不熬夜，不吸烟，不久坐，定期体检。

（2）旅途中，乘坐飞机、火车、汽车或轮船等各种交通工具，应多喝水，多起身走动。也可尝试穿上包裹小腿的弹力袜，或者在座位上做脚尖不离地、双脚跟交替上提运动，促进下肢血液流动。

（3）外科手术后患者可做 Caprini 评分，内科住院患者可做 Padua 评分。

医生参考风险等级予以相应预防处理。比如，低分子肝素等药物预防，以及间歇充气加压泵、分级加压弹力袜和足底静脉泵等机械预防。

对于肺栓塞、深静脉血栓的形成，每个人都要争做自己的"良医"。

预防至关重要！当了解静脉血栓成因之后，会发现很大一部分与我们的生活习惯息息相关。若能避免危险因素当然最好，若无法避免，也应当尽量做到早期识别。

（钱凌依　李静怡）

听说过"心胸狭窄"，那你听过气道狭窄吗？

当我们呼吸的时候，气体从鼻、咽、喉经过气管进入到肺，每个人一天大约要呼吸 28800 次。而在每一次呼吸的过程中，气道是最关键的交通要道，但当他遭受到袭击时，也会开始"心胸狭窄"，出现"小矛盾"，导致呼吸困难、窒息甚至危及生命……

什么是气道狭窄？

气道狭窄由气道梗阻所致，呼吸道分泌物增多时加重，呼吸时有喘鸣音、刺激性干咳或痰中带血，常被误诊为哮喘。

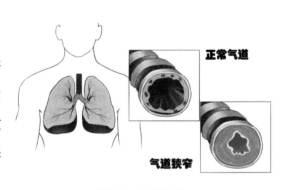

图 30　气道狭窄

气道狭窄的发病原因有哪些？

1. 上呼吸道狭窄

由外伤、炎性病变等导致的呼吸道局部充血水肿，或肿瘤占位性病变、瘢痕形成、组织增生、气道异物阻塞等都可能引起上呼吸道狭窄，常见的如鼻息肉、急性喉炎水肿、扁桃体肿大、胸骨后甲状腺肿。

2. 下呼吸道狭窄

哮喘急性发作、吸入异物、肿瘤压迫、肺结核、致病菌感染呼吸道发生的炎症性反应等严重影响呼吸道的通气功能，从而导致呼吸道狭窄的症状发生，如咳嗽、咳痰、呼吸困难等症状。

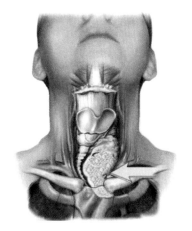

图 31　上呼吸道狭窄

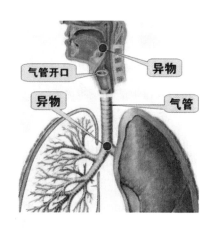

气管开口

异物

异物

气管

图 32　气管开口

气道狭窄的症状有哪些?

1. 呼吸困难

咳嗽、胸闷憋喘，严重时可出现口唇青紫、哮鸣音、三凹征等。

2. 咳嗽、咳痰

呼吸道狭窄的主要症状表现，是致病菌在肺部长期存在下，发生高密度的炎性反应，从而影响气管、呼吸道，使得肺泡组织功能下降，产生过多痰液，表现为咳嗽、咳痰。

3. 发热

呼吸道狭窄的典型症状之一，也是致病菌活动期的重要表现，炎症性反应产生多余的热量，导致体温的升高。

气道狭窄的治疗方法有哪些?

1. 药物治疗

针对感染导致的呼吸道狭窄可使用头孢或大环内酯类药物；对于过敏导致的呼吸道狭窄，沙丁胺醇气雾剂是解除呼吸道痉挛药物的代表，可在呼吸困难急性发作时缓解症状。

2. 手术治疗

随着电子气管镜介入技术的发展，逐渐代替开刀手术成为良性气道狭窄的一种有效治疗方法。如果是由于肉芽肿、肿瘤、异物引起的，可采取喉镜或者是支气管镜来进行手术治疗，放置气管内支架、支气管球囊扩张等，改善通气。

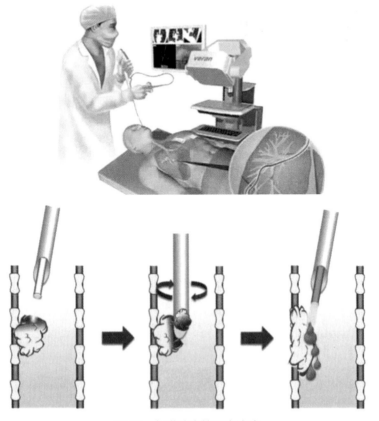

图 33 气道狭窄的手术治疗

小贴士

气道狭窄除了要对症治疗缓解症状外，治疗原发病更是重中之重。早期发现、早期诊断、早期治疗原发性疾病对预后非常有帮助。

对于有气道狭窄的患者，多休息、少说话，避免剧烈咳嗽，如实在难以控制，尽量减缓频次、减轻咳嗽强度。平时要注意休息，不要熬夜，不要过度运动，培养良好的生活习惯和良好的心态！

（袁洋　姚利）

肺康复

肺康复是对伴随症状和日常活动能力降低的慢性肺疾病患者进行的一系列有计划的、全面的干预措施，主要包括但不限于运动治疗、教育、行为改变等方式。

呼吸困难、运动耐力下降、活动受限的慢性呼吸系统疾病患者需要进行肺康复，如慢性阻塞性肺疾病、间质性肺疾病、囊性肺纤维化、支气管扩张症、支气管哮喘、肺移植和肺减容术前后、肺癌等。

肺康复的主要目标：①缓解或控制呼吸疾病的急性症状及并发症；②消除疾病遗留的功能障碍和心理影响，开展积极的呼吸和运动锻炼，改善呼吸功能；③教育患者如何争取日常生活中的最大活动量，并提高其运动和活动耐力，增加日常生活自理能力，减少住院天数及再住院风险。

肺康复的内容主要包括运动训练、呼吸肌锻炼、气道廓清术、健康教育及行为改变。

1. 运动训练

运动训练是肺康复的核心内容，运动训练可改善患者的运动耐力、健康水平以及生活质量。在开始运动训练前，需对是否需要氧疗、有无其他并发症及安全性等方面进行评估，以制订个体化的训

保健热点问题

练方案。

运动形式：①上肢训练多采用无支撑运动，如哑铃、投掷球体、弹力带等形式；②下肢训练：跑步、散步、踩脚踏车、爬楼梯等形式；③全身训练：包括游泳、太极拳等形式。

一周 3~5 天进行运动训练，从低强度开始逐渐加大强度，量力而行，每次 30 分钟左右。除此以外，尽可能让患者在耐受的情况下参与力所能及的活动，如做一些简单的家务等。

根据运动的主动性分为主动运动和被动运动。

对于自主活动存在困难的重症患者可从被动运动开始循序渐进地进行活动。

具体步骤如下：

（1）床上活动：被动肢体锻炼及主动肢体锻炼相结合，鼓励患者尽早进行主动锻炼。具体内容：被动变换体位、被动或主动活动所有肢体关节、给予适当阻力进行肢体活动。

（2）床边坐立：辅助变换体位，逐渐降低辅助程度，患者耐受后将腿垂于床边，主动活动肢体关节。

（3）椅子坐立：辅助患者由床转移至床旁椅子，保持坐位。

（4）站立练习：患者耐受坐于椅上时进行辅助站立练习。

（5）原地步行锻炼：步态训练，辅助行走，无辅助行走。

所有以上步骤均以患者耐受且生命体征平稳为限，逐步增加活动强度和时间。

2. 呼吸肌锻炼

呼吸肌训练能增加吸气肌肌力和耐力，促使肺内残留的空气呼出，增加肺容量，充分有效地供给身体活动所需的氧气，从而改善患者呼吸困难的情况。

（1）缩唇呼吸训练：经鼻深吸气，缩唇状态下慢慢呼气，吸呼比例为 1∶2~3，如此反复，每分钟 7~8 次，每次 10 分钟，每天 2 次。

（2）腹式呼吸训练：患者取仰卧位或半卧位，全身肌肉放松，颈部制动，患者双手放于腹部上。指令吸气时患者闭嘴用鼻深吸气并使腹部尽力向上隆起；指令呼气时患者缩回腹部略张口呼气，感觉腹部贴近后背。呼气末双手可以协助上腹向上、向后方用力，协助腹部回缩、膈肌上抬，从每次5分钟开始，逐渐延长至10~15分钟，每天2次。

（3）腹式呼吸加强训练：在患者自如掌握腹式呼吸的基础上于上腹部放置1个沙袋（500克），增强膈肌力量，每次10分钟，每天2次。

（4）人工阻力呼吸训练：选择合适的气球，嘱患者深吸气，然后含住气球，尽力把肺内气体吹进气球。

（5）可在专业人员的帮助下应用各种呼吸训练器。如针对肺复张不良的"容量型"训练器，其原理是通过吸气后随胸廓的扩大，肺的容量增大，使萎陷的肺泡重新张开，增加有效气体的交换面积，提高血氧饱和度。还有针对慢阻肺和哮喘患者的呼吸训练器，主要锻炼患者持续吸气和呼气的能力，以此强化呼吸肌，提升肺活量，加强咳嗽能力。

3. 气道廓清术

（1）咳嗽训练。根据病情让患者取坐位或卧位等舒适体位，嘱患者从平静呼吸开始，先呼气再吸气，逐渐增加潮气量，行5~6次呼吸后，于深吸气末屏气，再用力咳嗽将痰排出。坐位时可在两腿上置一枕头，顶住腹部，咳嗽时身体前倾，头颈屈曲，张口咳嗽将痰液排出。若有伤口嘱患者固定或按住伤口部位，并在咳嗽的同时加压以对抗咳嗽引起的伤口局部的牵拉和疼痛。

（2）体位引流。按需实施体位引流，根据CT结果判断病灶部位，每天肺部听诊，确定是否需要实施体位引流。

向患者解释体位引流的目的、步骤和方法。取得患者的配合后，根据不同的病变部位将患者摆至适合的体位，使病肺处于高位，促进痰液借重力的作用排出。引流中，结合叩击手法，并鼓励或指导患者进行有效咳嗽。

体位引流时需注意，①体位引流在餐前或在餐后至少 1~2 小时后进行，每日 1~2 次，每次 15 分钟左右；②雾化治疗患者引流前完成雾化吸入。

（3）胸部叩击。患者咳痰无力时，应由专业人员帮助叩击患者胸壁，振动气道分泌物，以增加咳嗽、排痰效率。

（4）PEP 振动正压通气治疗系统。即 Acapella，该仪器是通过气流的振动使黏滞的分泌物松动，通过呼气时受阻力产生正压进而支撑气道，推动松解的分泌物上行至上段气管，有利于黏痰的咳出。

4. 健康教育及行为改变

（1）戒烟。吸烟危害健康，烟草烟雾中含有 69 种已知的致癌物，而与吸烟者吸入的烟雾相比，散发的二手烟中的致癌物和有毒化学物质浓度更高。已有大量的研究表明，吸烟和被动吸烟是肺癌、慢性呼吸系统疾病、冠心病、脑卒中等多种疾病发病和死亡的重要危险因素。

大量研究证据表明，戒烟可降低或消除吸烟导致的健康危害。任何人在任何年龄戒烟均可获益，且戒烟越早、持续时间越长，健康获益越大。

（2）心理支持。慢性呼吸系统疾病患者反复发作的症状会导致焦虑、抑郁等负面情绪，因此心理支持也变得越来越重要，它是患者们能够坚持康复计划和改变生活方式的动力。在实施肺康复计划的同时耐心做好解释工作，让患者更加了解疾病相关知识及注意事项；鼓励患者建立信心，训练时可加用音乐缓解患者紧张情绪。

（3）肺康复的维持策略。研究表明，在医院肺康复结束后的 6~12 月，其带来的有益作用逐渐消失。因此，患者可通过社区定期召开病友会，让患者进行互动，分享经历和感受，加强随访、自我监督等提高患者依从性，继续在社区或家庭实施肺康复训练来巩固肺康复的效果。

（张华文）

什么是自发性气胸?

自发性气胸是一种肺部疾病,简单来说,就是肺在没有外力作用下像气球一样破了;而从医学定义上讲就是当肺组织及脏层胸膜在无外源性或介入性因素影响下破裂,气流进入胸膜腔形成胸膜腔积气。自发性气胸多表现为突发胸痛、胸部压榨感,可表现为单侧或双侧,严重者出现呼吸困难;听诊病侧肺呼吸音明显减弱甚至消失;拍胸片可见病侧肺明显"压缩"(类似气球漏气瘪掉)及"气胸线"。

自发性气胸多发于瘦高体型的青壮年人群,一般男性多于女性,多见于右侧肺。因为这种身材的人胸腔较长,肺部发育不健全,存在先天性肺大泡,此时如果从事剧烈运动,使得肺内压力骤然升高导致肺大泡突然破裂,空气从肺部进入胸腔。提拿或高举重量大的物品也容易诱发气胸。突然的情绪爆发或者情绪起伏,也有可能诱发自发性气胸,例如大笑、大叫、吵架等。除此之外,长期吸烟人群以及患有慢性肺部疾病的老人,肺质地较差,也可以出现自发性气胸。

自发性气胸的临床表现有哪些?

胸痛——气胸发生时常突然出现尖锐性刺痛和刀割痛,一般是负重、剧烈咳嗽或运动后发生。

呼吸困难——当发生气胸时，肺部被压缩导致呼吸困难。严重程度与发作过程、肺被压缩的程度以及患者本身肺功能状态有关。年轻的、呼吸功能正常的患者，可无明显的呼吸困难，即使肺被压缩>80%，也仅会在活动时稍感胸闷；而患有慢性阻塞性肺气肿的老年患者，肺被轻度压缩就有明显的呼吸困难。

刺激性干咳——因气体刺激胸膜有时候会导致无法抑制的干咳。

自发性气胸的预防措施有哪些？

（1）瘦高体型的人如果在运动中出现剧烈咳嗽，或用力过猛后突发胸痛和呼吸困难，就要警惕自发性气胸的可能，应该及时就诊，以免耽误治疗。

（2）保持适量运动：虽然剧烈运动可能会导致气胸的发生，但适度的运动可以增强肺部功能和身体素质，因此适量但不过度的运动对身体是有好处的。

（3）戒烟：吸烟会导致原发性气胸的复发危险性升高，如果已经发现气胸并接受过治疗，一定要注意戒烟，同时远离二手烟。

（4）避免呼吸道感染：积极治疗原发疾病。

（5）多吃水果、蔬菜，保持大便通畅，避免用力排便导致胸腹腔压力突然增高。

（6）情绪调节：情绪上要善于自我调节，不要过于大起大落，避免情绪的波动，生气可不是小事。

（卢春来　葛棣）

自发性气胸为什么容易复发？

自发性气胸是胸外科常见的急症之一，发病率逐渐呈上升的趋势。初次自发性气胸患者，如果胸腔积气量少，不需要特殊处理，胸腔内积气一般在 2 周内可自行吸收。大量气胸必须立即进行胸腔闭式引流术，通过胸壁在胸腔里放入一根引流管，把积气从胸腔里排出来，以减轻积气对肺和纵隔的压迫，促进肺尽早膨胀。等到肺自己把漏口补上了，不再漏气了，就可以拔掉胸腔引流管，患者也就算治愈了。但是大多数患者，特别是有肺大泡的患者还会复发气胸，甚至有的患者左边气胸好了，右边又发生气胸，因此自发性气胸临床复发率非常高。非手术治疗复发率约20%~60%；青年人气胸的复发率相对较高，为 50%~60%，而且第 2 次发作气胸的青年患者中，约 50% 将会有第 3 次复发。换言之，青年自发性气胸发作的次数越多，复发的概率就越高。对于气胸反复发作的患者，需要入院进行手术（以胸腔镜微创手术为主）治疗，把肺大泡切掉，彻底地去除发生气胸的隐患。另外，有过自发性气胸的人，平时要注意预防上呼吸道感染（尤其是剧烈咳嗽）；在饮食方面要注意补充营养，摄入充足的蛋白质、维生素，适当进食粗纤维素食物，保持大便通畅（避免屏气）；在运动方面应选取舒缓的运动方式，避免进行篮球、足球等需要突然发力的剧烈运动。另外，瘦高体型的人如果在剧烈咳嗽或用力过猛之后出现胸痛和呼吸困难，要警惕自发性气胸的可能，应及时到医院就诊，以免耽误治疗。

（卢春来）

肺气"炸"了是一种什么感受？

一名高三女学生前几天因为一件事和朋友产生矛盾，情绪比较激动。结果，当天下午便感觉到胸口痛、喘不上气甚至呼吸困难，就医后胸部 CT 显示是右侧大量气胸。由此可见，"肺气炸了"真的存在，而且还是一种病，医学上称之为"气胸"。

正常的胸膜腔是密闭的，没有气体。气胸是指气体进入胸膜腔后造成的积气状态，这会使胸膜腔压力增高，进而压迫肺组织，使其塌陷，所以又称作"肺萎陷"。根据病因不同，通常可分为外伤性、自发性、医源性气胸三类。外伤性和医源性气胸一般有明确的原因，比如受到了外伤、接受了某种医疗操作；自发性气胸则多发于瘦高体型的青壮年人群，一般男性多于女性，多见于右侧肺。

气胸后胸膜腔气体刺激胸膜导致胸痛，胸痛的程度有轻有重，多呈针刺样或刀割样。继而患者会觉得胸闷、气短。因为胸膜腔里进气后，会造成部分肺萎陷，造成呼吸不顺畅，所以患者会有胸闷、气短等症状。

除此之外，严重的气胸会影响循环系统，造成患者血压降低，甚至出现晕厥等严重的临床表现。有时候，气胸患者还会突发发绀，这往往是呼吸和循环都受到影响而造成的不良反应。肺被压缩后，呼吸困难，氧交换下降，同时又影响循环系统，造成回心血量减少。在这种情况下，缺氧加上循环低血压，患者就会出现发绀，严重者甚至会发生休克、晕厥。

突发胸痛、胸闷、呼吸费力的情况时，要沉着冷静，及时到专业的胸痛中心就诊，排除心脏疾病后，拍 X 片或 CT，影像学检查是诊断气胸最可靠的方法，然后由胸外科医生评估气胸量，选择诊疗方案。

（卢春来）

呼吸系统感染性疾病

如何预防肺炎？

据世界卫生组织统计，感染性疾病死亡在世界人口死因中占1/3，其中急性呼吸道感染（主要为肺炎）在感染性疾病死亡中居首位。那么，我们如何来预防肺炎？

高危人群，谨防肺炎侵害

呼吸道是人体敞开的门户，可分为上呼吸道（鼻、咽、喉）和下呼吸道（气管、支气管、肺泡）。一般地说，体质差、免疫功能低者易罹患肺炎。归纳起来，肺炎的高危人群共有五类：①营养不良的儿童；②患有某些慢性疾病（如冠心病、老慢支、糖尿病、肝病、镰状细胞性贫血、肾病综合征）或免疫功能低下者；③年龄在65岁以上的老年人；④反复上呼吸道感染者；⑤应用免疫抑制剂者。

导致肺炎的两大"元凶"

引起肺炎的病原体包括细菌、病毒、真菌等多种。这些病原体的感染大体可分为两类，一类病原体是经常存在的，无季节性，以肺炎链球菌最常见。肺炎链球菌广泛分布于世界各地，常寄生于正常人的鼻咽部，如鼻腔、扁桃体、咽喉等处，约40%~70%的正常人可带有肺炎链球菌。肺炎链球菌分为80多个亚型，能致病的有十几个亚型。当机体抵抗力减弱时，肺炎链球菌便会乘虚而入，向呼吸道深部进犯或从带菌者那里传染而来，引发肺炎。研究发现，肺炎链球菌外围有一层荚膜，这层荚膜能起到保护细菌不被人体免疫系统吞噬、消灭的作用。肺炎链球菌肺炎患者发病前常有受凉、淋雨、疲劳、醉酒、病毒感染史，多有上呼吸道感染的前驱症状。起病多急骤，有高热、寒战、全身肌肉酸痛等症状，并有咳嗽、痰少，痰可带有血或呈铁锈色。肺炎链球菌有很强的毒性，除了会引起支气管炎、肺炎外，还可引起脑膜炎、肺脓肿、脓胸、腹膜炎、心内膜炎、中耳炎、乳突炎、鼻窦炎等。据统计，约50%的肺炎是由肺炎链球菌引起的。另一类病原体是在特定季节出现的，如流行性感冒病毒，冬春季是其流行季节。流感病毒除了侵犯老人和孩子之外，过度疲劳、免疫力较低的人或有慢性支气管炎，有心、肺、肾等重要脏器功能不全的人，也是流感的高发人群。流感的基本症状和体征是高热、头痛和全身酸痛，全身症状较重而呼吸道症状并不严重，表现为畏寒、发热、头痛、乏力、全身酸痛等。随着全身症状逐渐好转，鼻塞、流涕、咽痛、干咳等上呼吸道症状开始变得较显著。肺炎型流感主要发生于老年、婴幼儿、慢性心肺疾病及其他免疫功能低下者。病初与单纯型流感相似，1~2日内病情加重，持续高热、咳嗽、血痰、胸痛、气促，大部分患者可逐渐恢复，严重者可因呼吸循环衰竭而死亡。

打疫苗，防肺炎

虽然有效的抗菌治疗对肺炎有一定疗效，但侵袭性肺炎链球菌感染仍有很高的发病率及死亡率，这主要是由于肺炎发生前五天，细菌对人体造成的不可逆性生理损害所致，与是否应用抗生素无关。而疫苗接种有望降低肺炎链球菌感染的发病率及死亡率。肺炎链球菌多糖疫苗是一种 23 价多糖疫苗，覆盖了近 90% 的肺炎链球菌荚膜型，可预防 90% 以上的肺炎链球菌肺炎。美国疾病控制及预防中心建议，为处于肺炎链球菌感染高度危险的人群接种肺炎链球菌疫苗，包括年龄在 2 岁以上患慢性病或有免疫抑制的儿童和生活在有高度肺炎链球菌危险的特殊环境和社会机构的人，以及所有年龄在 65 岁以上的人。疫苗接种于上臂外侧皮下，注射 0.5 毫升，只需注射一次，接种疫苗后产生的有效保护期可持续 5 年之久。

另一种可以预防肺炎的方法为接种流感疫苗。目前，接种流感疫苗在我国属于非计划免疫，采取自愿注射原则。一般来说，专家都建议重点人群应接种流感疫苗，其他人群则可根据需要接种。重点人群包括 60 岁以上人群、有先天性或获得性免疫缺陷的人群、慢性病患者及体弱者、公共场所服务人员、医护人员、大中小幼学生、教师等。各地卫生防疫站都设有门诊，可以到这些门诊去进行皮下接种流感疫苗。由于疫苗接种后在体内产生抗体约需 2~3 周时间，所以必须在流感高发季节到来之前，提前接种流感疫苗。一般情况下，每年流行的病毒中，到第二年都会有一到两种毒株发生变异，如果想避免这些新病毒的感染就必须每年接种新的疫苗。在我国，北方地区在秋末冬初、南方地区从冬季到春季可以接种流感疫苗。特别需要提醒的是，流感疫苗应在健康人群中使用，若正处在疾病期，最好不要接种流感疫苗，应等病好之后再接种。

（吕雅韵　秦琦）

肺结核真的有那么可怕吗？

说起肺结核，很多人都听过它的威名。我们潜意识地会将肺结核视为"传播性极强的恶魔"。

有时候，真正可怕的并不是疾病本身，而是因为认知差异导致的有色眼光。今天就来和大家讲讲关于肺结核那些事儿。

肺结核"身世大揭秘"

肺结核是结核病常见的一种，早在几百年前就有了，那会儿被中医称之为"肺痨"，是由结核分枝杆菌引起的慢性传染病，会侵蚀很多脏器。人体受到结核分枝杆菌感染后不一定发病，当免疫力和抵抗力下降时，或细胞介导的变态反应增高时，才会引起一系列的症状。

肺结核常见的症状

肺结核常见的症状有虚汗、咳嗽、咳痰、身体困乏、食欲不振等，当发现痰中经常带有血丝且持续 2 周以上时，就要开始引起注意，应去医院做一个全面的身体检查。

可以和肺结核彻底再见吗？

肺结核并没有那么可怕，以现在发达的医疗技术来说，肺结核是完全可以被治愈的，而且复发率很低。不用太过于担心，也不要从内心产生畏惧的心理，用一个正常的心态去面对病症。

肺结核的传播途径大多以飞沫传播，但需要注意的是，并不是我们与肺结核患者有所接触，就会传染肺结核。其实，只有在痰中存有结核分枝杆菌的肺结核患者，才具备传染的可能性。但大多数的肺结核是不会传染的，或者说传染的可能性非常低。

我们正常人都是拥有免疫力的，也没有那么脆弱。所以，当身边有肺结核患者时，不要躲躲闪闪，被传染的概率很低，大家完全可以放宽心。

肺结核不可怕，但也要重视

肺结核既能治疗，也能预防。一旦确诊肺结核，要听从医嘱，严格按照周期和疗程进行治疗，千万不能擅自停药，否则会使结核分枝杆菌产生耐药性，那样的话，病情就很难得到治愈。另外注重个人卫生和公共卫生，去公共场所时尽量戴好口罩，避免受到病毒感染，同时也不要随地吐痰。

当然了，对于健康人群来说，要做好预防工作，养成良好的生活习惯，不熬夜，每天锻炼身体，提高身体抵抗力。

（洪储然）

肺结节

只有 5% 到 10% 的肺结节可能是肺癌

如果按 40 岁以上人群来筛查的话，应该有 20% 的概率有肺结节，即 5 人里就会有 1 人存在肺结节。其中，只有 5% 到 10% 的肺结节有可能是肺癌。

在中国，肺癌的发病率和死亡率均位于恶性肿瘤中的第一位。目前，肺癌 5 年总体生存率为 19.7%，早期肺癌的 5 年生存率为 70%~90%，中期肺癌的 5 年生存率为 50%~60%，而晚期肺癌的 5 年生存率在 10% 以下。

肺结节，一种影像学术语，是指肺部影像上边缘清楚或模糊、直径小于或等于 3 厘米的局灶性圆形致密、磨玻璃或混杂影。

由于肺结节有恶变成肿瘤的可能，且因为影像技术的提高，被检查出肺结节的人日益增多，因此，不少人谈及肺结节，即生恐惧。

但从医者角度看，如果把对肺癌的早筛聚焦于肺结节，提高对肺结节恶变的诊断水平，就能尽早发现处于早期阶段的肺癌，大幅提高患者的 5 年，甚至 10 年生存率。

在上海，有一位医生，从医以来一直在坚持做这一件事——尽可能准确地判断肺结节良恶性，尽可能让更多患者接受高质量诊疗。

白春学教授说他所做的一切，都是为了解决传统医疗模式下的

"两难、三低"，即入名院难、看名医难，社区医院高端设备覆盖率低、高端技术掌握度低、患者认可度低。

"传统医疗模式是手工作坊式的，同一个肺结节，不同医院不同医生可能会给你不同的建议、不同的结论，令人无所适从，物联网医学可以将诊疗模式提升到国家甚至国际标准。但在实践中，物联网医学无法做到邀请'云'专家全时空（随时随地）指导'端'医生的诊疗工作，更无法数据共享，也无法随时随地进行科普教育和专业讲座。然而基于虚实联动和人机融合的元宇宙技术，为我们解决这些问题提供了可能。"白春学说。

只有 5% 到 10% 的肺结节有可能是肺癌。"那 90% 甚至 95% 呢？是混在其中的良性病变，我们说那是'陪绑'的。怎么把这些陪绑的剔除出去，不让他们被过度治疗（手术切除），并让其余的人不被延误诊断，变得非常重要。"

肺结节到底是什么呢？

肺结节更多是病原微生物的感染。比如说真菌、细菌、病毒引起的肺部炎症，炎症清除以后，会留一些疤痕形成的结节在那里。引起肺部炎症的原因有很多，比如抽烟、雾霾，以及一些职业因素等，都有关系。但肺部炎症不一定都会变成肿瘤，只是存在癌变的可能。

近年来，遗传因素是否会造成个体抗肿瘤的免疫功能差也在不断研究拓展中，还有一种有待证实的研究——我们日常吃的食品中，"纯绿色"食品的稀缺是否会造成对人类免疫功能的影响。

因为打疫苗而引起肺结节，有可能吗？

白春学教授：我们现在正想研究这个。在结果没出来之前，有几种可能：一个是和打疫苗没有关系，只是"耦合"了。本来这肺结节也不是打疫苗引起的，鸡叫天亮，鸡不叫天也亮。还有一种可能，也不完全排除与疫苗的关系，但这需要证据。

要想证明它们之间的关系，要比较年龄、性别、地域都相关的两组人群，不能北京和上海比，或上海和东北比，环境不一样不能比较，因为有的地方空气污染严重，本来就容易引起肺结节。而且，还得是目前都没有发现肺结节的人群去比较，然后，再看打疫苗和不打疫苗对肺结节发生的影响。但现在好像还没有这种做法，所以很难科学地说肯定有关，但是因为目前也没有明确的研究结果，我们也不能说它们没关系。所以这是最严谨的说法。

白春学教授：肿瘤发生的时间是很长的，一个癌细胞发展到100万个癌细胞，你知道有多大吗？1立方毫米大小。这需要多长时间呢？10到15年。为什么要那么长时间呢？因为这个阶段肿瘤细胞周围没有血管生成，营养供应不够，长得慢，癌细胞的发生速度和凋亡速度差别不是太大。一旦长到一二毫米大小后，周围有血管生成，长得就快了。

肺结节有哪些分类？

白春学教授：我们最早把60毫米以下的都叫肺结节，后来变成30毫米。这个调整很合理，因为如果把30毫米到60毫米阶段也放在肺结节里的话，那诊断出来很多都是晚期肺癌了，对患者意义不大了。所以我很同意把对肺结节的概念界定为30毫米以下的类圆形阴影，排除胸腔积液和肺不张，那就叫肺结节了，这有利于发现其中的早期肺癌，改善长期生存率。

从密度上分，原来分为磨玻璃、实性、亚实性三类结节，最近几年，我又增加了两个分类法，这是我提出的。一个是目前《肺部结节诊治中国专家共识》中已经明确的，按结节的大小分类，分为直径5毫米以下的微小结节，直径5~10毫米之间的小结节，和直径

11~30 毫米之间的肺结节。直径 5 毫米以下的微小结节对患者威胁不大，一般的医生就能诊断，每半年到 1 年随访，如变化不大，一般不会出现肿瘤漏诊的情况，这样对我们分级诊疗有好处。5~10 毫米之间的小结节，如果是癌症的话，有可能是早期肺癌，这个阶段如果能解决问题，对患者最有利，起到一劳永逸的效果。别说 5 年生存率，就是 10 年生存率、根治率，都能达到 92%。一旦变成浸润性的，生存的时间就下降了，10 年生存率就很难了，只能谈 5 年生存率了。

如今这个分类法还是无法得到很多人的重视，于是我提了一个新的分类法——难定性的肺结节，以便推动早期肺癌的及时诊断。没办法通过活检（气管镜、穿刺）确定性质，但又高度怀疑是肺癌的肺结节，这里面会包括很多早期肺癌。如果越多地把难定性的肺结节诊断出来，就能拯救越多患者。怎么确诊呢？通过人工智能、液体活检。液体活检就是抽血，我还在研究通过唾液来确诊，我们叫唾液代谢组学。

液体活检，瞄准的是什么？

白春学教授：我们试验过很多方法，最早也用过肿瘤标志物，但发现只有标志物组合升高或动态升高时才对早期肺癌诊断有意义。后来又用外泌体，但现在还不能应用到临床，后来又研究过自抗体，自抗体有一定意义，但发现它的效果不如我们研究的另一种细胞，叫循环染色体异常细胞（Circulating genetically Abnormal Cell，CAC）。

白春学教授：对难定性的肺结节，有一个独门利器，叫"三剑客"，一个是肿瘤标志物，能解决一小部分问题，我们通常会看四个标志物，如果集体增高、持续增高，就有可能是肺癌，但也只是针对小部分人群，大部分人群达不到明显变化。

第二是人工智能，用深度学习来分析判断结节是良性还是恶性、要不要手术，没有经验的医生也能利用这套系统把对难定性肺结节诊断的准确率提高到百分之七八十。

看四五毫米大小的小结节，胶片没用的，看不清楚，所以我明确讲过，胶片是给外行人看的，如果专家都是靠胶片来诊断微小结节是不是肺癌，肯定不准确，对患者极为不利。所以要去中心化，要数据共享，医生要能够看到原始数据。一般是 5 毫米一层，我们可以用拆薄软件把它拆成 1 毫米一层，再做人工智能分析，就可以看出很多特点了。机器深度学习可以掌握千种甚至更多特点。

第三就是 CAC，它能够在肿瘤细胞早期阶段发现，比 CTC（循环肿瘤细胞）要早，CTC 是肿瘤细胞脱落到血液里了，CAC 不是脱落的，只是染色体突变的异常细胞。一般正常值是 2 个以下，要超过 3 个就有风险了，超过 9 个就风险比较大了，一般可以将肿瘤的诊断提前近一年。肿瘤的早期一般是指原位和微浸润，浸润范围超过 5 毫米就是浸润型了，也就是不属于早期了。

医生的差别，会造成诊断结果的差异吗？

白春学教授：医学院 8 年只是入门，需要记忆的知识叫陈述性知识，临床实践叫程序性知识。把陈述性知识转化到程序性知识并用得融会贯通，这个过程不是几年就能做到的，有的人一辈子都没做好。

用物联网医学想解决的就是提高诊疗水平的标准，把复杂问题简单化，简单问题数字化，数字问题程序化，程序问题体系化。

什么是元宇宙技术？它又解决了什么问题？

白春学教授：我们现在把好几个机器人融合在一起，来为患者解决问题。每一个机器人，都代表最高诊疗水平医生的化身，这相当于让患者接受的是最优质的诊疗水平。

比如，以肺结节人工智能分析诊断机器人为例，它相当于是我的化身，如果我对肺结节诊断的准确率是99%的话，这个化身机器人的诊断准确率可以超过90%。不要以为90%很低，我们面对的都是难定性的肺结节，一般都是直径1厘米以下且有争议的肺结节，80%的准确率可能都做不到。

白春学教授：从区块链到元宇宙，他们都是去中心化的概念，数据如果可以共享，对患者是非常有利的。现在在医院拍CT，医院一般只给胶片，如果患者要换一家医院诊疗，CT检查的原始数据是拿不出来的，这让患者多花钱不说，还有放射性辐射的问题，对患者十分不利。对元宇宙医学，将来高水平的医生会欢迎的，可能水平不高的医生不一定欢迎，水平不高的医院不一定欢迎。但是，历史的发展是阻挡不了的，元宇宙医学更是如此。及早掌握这一技术，就能更好地为患者解决问题，为健康中国2030规划做贡献。可以用我编的顺口溜总结其重要性——物（联网）联健康新契机，元（宇宙）面名家零距离；虚实联动加质控，智能惠众无人敌。

（白春学　卢雁）

肺部结节的十大误区

误区 1：肺结节都是肺癌前期

这个是完全错误的。CT 发现的 5 毫米以下的微小结节，99% 为陈旧性结节，不用处理。陈旧性结节不会转变成肺癌，观察只是为了以防万一。

误区 2：肺结节大于 8 毫米，都要手术切除

这也是完全错误的。没有任何一项指南建议大于 8 毫米以上的结节就要切除。关键是看 CT 形态，CT 检查怀疑恶性的结节，大于 8 毫米，才要考虑切除。

误区 3：肺结节做低剂量 CT 最清楚

这个误区来自断章取义。低剂量 CT 用于筛查降低了射线剂量，虽然可以发现早期肺癌，但低剂量 CT 也牺牲了清晰度，无法看清结节的细微特征。

误区 4：肺磨玻璃结节都要手术切除

肺磨玻璃结节，第一次发现，先观察，如果持续存在，可能是早期肿瘤。但这个早期肿瘤恶性程度非常低。CT 中密度均匀小于 −600，直径小于 8 毫米，没有毛刺、分叶等其他危险因素的纯磨玻璃结节，观察是安全的。

误区 5：多发肺结节没得治了

体检中发现多发肺结节，多数是多发微小实性结节，这种多数都是陈旧性病灶。如果多发磨玻璃结节，需要警惕。即使是多原发的肺癌，目前也可以用手术 + 消融的方式处理。

误区 6：增强 CT 看肺结节更清楚

这也是个误区，时不时会有患者主动要求做增强 CT，其实所谓"增强 CT"不是更清楚的 CT 意思，而是通过注射造影剂来观察组织的密度变化来鉴别结节的良恶性。纯磨玻璃结节做增强 CT 基本没有意义。实性结节大于 8 毫米以上可以考虑做增强 CT。

误区 7：芋艿、肺结节素可以消除肺结节

芋艿有营养可以吃，但芋艿消除肺结节是个美丽的传说，表达了人们美好的愿望，这个完全没有任何可能。同理可见网上所谓的"肺结节素"，个别患者吃了以后肺结节消除了，那也是炎症结节，即使不吃药也会被身体免疫功能清除。

误区 8：有"血管穿过"的结节必须切除

"血管穿过"目前很受关注。很多人认为血管穿过，马上就要转移了。实际上磨玻璃结节几乎都有血管穿过。对于纯磨玻璃结节，

侵袭性很小，不会穿透血管发生转移。重要的是观察"异常血管"。

误区 9：出现咳嗽、胸痛、肩膀痛、胸闷等症状就是结节变肺癌了

肺癌症状有肩痛，这一点很多患者都了解了，但那通常是晚期肺癌。实际上，肺结节都很小，几乎都不会有任何症状。

误区 10：术后病理是浸润性腺癌，没救了

有些患者术后病理为浸润性腺癌，认为自己没救了。实际上浸润不等于晚期，即使是浸润性腺癌，只要病理分期是 IA 期，都属于早期。而且以磨玻璃成分为主的浸润性腺癌，术后复发概率也非常低，几乎等同于原位癌和微浸润腺癌。

（张勇）

体检查出肺磨玻璃结节，我该怎么办？

根据国家癌症中心的统计报告，肺癌已成为我国发病率和死亡率最高的恶性肿瘤。近些年来，由于 CT 检查的普及，越来越多的肺部结节被发现。作为一种可能与肺癌相关的影像学表现，肺结节是指在肺实质内而不属于正常肺组织的结节状阴影，直径小于 3 厘米，可以表现为单发或多发。据统计，每 500 个胸部体检的人中就有 1 个被发现有肺结节，其中 90% 以上的人没有临床表现。肺磨玻璃结节是指肺 CT 上局限性密度增高影，并且其内部密度不足以覆盖穿行其中的支气管结构。简单说就是肺组织表面局部盖了一层磨砂玻璃，一般磨玻璃结节界限清楚、形态规则。

由于医学知识的壁垒和对肺磨玻璃结节、肺癌等的不准确认知，相当一部分患者，特别是一些年轻人群因为检出肺结节，变得过度焦虑，四处求医，严重影响了正常的工作、生活。在对肺部小结节的认知上，主要有以下一些误区：

（1）肺部小结节不等于磨玻璃结节。

肺部小结节并不都是磨玻璃结节。很多时候，体检发现的小结节，都是小于 5 毫米的实质结节，这些结节密度高，界限清楚，多数是肺内淋巴结或者碳末沉积。

（2）磨玻璃结节也不等于早期肺癌。

磨玻璃结节只是影像学上对特定形态结节的一种描述性定义。很多时候，炎症性结节以及急性炎症消退期也可以表现为磨玻璃结节。所以磨玻璃结节并不等于早期肺癌。因此，第一次发现磨玻璃结节，不需要过度紧张，需要做的只是短期内的 CT 复查。

（卢春来　葛棣）

体检查出肺结节很小，但是多发怎么办？

随着肺部 CT 的普及，肺结节也更容易检出了。查出肺结节很小，但是数量多怎么办呢？

根据《肺结节诊治中国专家共识（2018 年）》，肺结节指的是肺部 <3 厘米的病灶，直径 <5 毫米者为微小结节，直径为 5~10 毫米为小结节。多发肺结节就是存在 2 个及以上的结节。

局部病灶直径 >3 厘米者则是肺肿块，肺癌的可能性较大，检出后一定要立即就医，寻求专业判断。

查出来的肺结节体积越大，恶性可能越大，不过微小结节也不能排除恶性可能。对于肺结节的良恶性，需要对其形态、数量等进行综合判断。一般认为 >10 个的弥漫性结节，很可能伴有症状，可由胸外恶性肿瘤转移或活动性感染导致，原发性肺癌的可能性相对较小。但单一主要结节伴有一个或多个小结节的现象越来越普遍，需要进行仔细鉴别诊断。

数量在 10 个以内的多发性肺结节，建议对每个结节都进行评估，主要从以下方面进行：

（1）形状：对结节的描述中有分叶、毛刺、胸膜牵拉、含气细支气管征和小泡征、偏心厚壁空洞等关键词，则提示恶性可能性大。

（2）大小：>1.5 厘米的实性结节或者 >8 毫米的混合磨玻璃结节，属于高危结节。肺结节越大，恶性可能越大。3 毫米以下的结节癌变可能性仅 0.2%，直径 ≤ 6 毫米实性小结节绝大部分为良性，恶性概率小于 1%。

（3）密度：密度不均匀且实性成分超过 50%，常提示恶性可能性大。

（4）生长速度：如果在后续随访复查时，发现结节生长较快，属于高危结节。

（卢春来）

感染新冠病毒后发现肺结节怎么办？

由于新冠病毒肺炎疫情，很多人都做了 CT 筛查。相关资料显示，3 年疫情，有大约 5 亿人做过 CT，其中有 1 亿人查出肺部结节，但这些肺部结节并不一定和新冠病毒感染相关。

部分人可能之前就有肺结节，只是新冠病毒感染后 CT 检查发现了本来就存在的肺部结节。当然，新冠病毒感染本身也可以导致肺部结节，有时候新冠病毒感染可以在肺部形成小片状、斑片状的磨玻璃阴影，影像学上表现为磨玻璃结节，和早期肺癌很难鉴别。

那么新冠病毒感染后 CT 发现肺部小结节，应该怎么处理呢？简单说，就是短期随访。病毒感染导致的肺部结节可以在短时间内吸收、消失。但对于随访后没有变小或者消失的肺部小结节，特别是磨玻璃结节，就要引起足够的重视，警惕早期肺癌的可能。

（卢春来）

多发肺结节是否会癌变?

很多人之所以谈"结"色变，是因为他们觉得肺部有结节约等于肺癌。但其实，肺结节和肺癌是两个完全不同的疾病，即使是多发性肺结节，也不能说其会癌变。

肺结节主要分为实性结节和亚实性结节（俗称肺磨玻璃结节），磨玻璃结节又分为部分型磨玻璃结节和纯磨玻璃结节。

大部分肺结节其实都是良性的，让人谈之色变的磨玻璃结节也没有想象中那么恐怖。根据江苏省人民医院体检中心抽调结果显示，肺结节发生率为80%~90%，其中30%属于磨玻璃结节，但是有恶变可能需要手术干预的磨玻璃结节患者却不足3%。所以面对肺结节不要过于恐惧，定期复查并找专业医生进行评估诊断才是正确的做法。

一般大小在5毫米以下的结节，建议1年复查随访一次；大小在5~8毫米的结节，建议半年复查随访一次；如果结节超过8毫米，建议3~6个月复查随访一次，是否需要手术由专家判断。

（卢春来　范虹）

肺部 CT 有结节，一定是肺癌吗？

"医生，我这 CT 报告上提示我有肺结节啊，会不会是肺癌呢？"这是困扰很多患者的问题，甚至部分患者一旦体检发现肺结节便感觉紧张万分，惶惶不可终日。肺癌是全世界最常见的恶性肿瘤，占恶性肿瘤发病率及死亡率的首位。早发现、早诊断、早治疗仍然是提高肺癌生存率的有效方法。目前，随着胸部 CT 的普及，特别是开展肺癌筛查后，胸部 CT 发现肺结节的情况越来越多。

肺小结节绝对不等于肺癌。换句话说，肺部小结节绝大部分都不是肺癌。根据肺结节的大小来判断性质：一般小于 5 毫米的实性微小结节，恶性概率极低，建议患者 6~12 月后复查胸部 CT。如果发现的是 5~10 毫米的肺小结节，建议患者 3~6 个月后复查胸部 CT，一旦露出恶性征象，就要及时切除，不影响预后。若是 7~10 毫米的部分实性磨玻璃结节或纯磨玻璃结节也可考虑短期抗感染治疗后复查，并咨询专科医生进一步处理。如果发现的是 10~30 毫米的肺结节，专科医生在排除炎症或其他良性病变后，就要考虑外科手术切除了。

根据肺结节的密度情况来判断，肺部小结节根据密度的不同，恶性概率也不同。肺结节是恶性病变的可能性从大到小排序为：部

分实性磨玻璃结节 > 纯磨玻璃结节 > 实性结节，小的实性结节良性概率更大。但是，也不要对部分实性磨玻璃结节、纯磨玻璃结节过分紧张，因为临床上发现好多这样的结节在抗感染治疗或随访过程中消失了。

根据定期复查 CT 的结果来判断，一般发现 1 年内结节没有变化的，继续随访观察即可，不用太担心。初期可以每 3 个月复查一次，若长期无变化，可逐渐延长至半年、9 个月或 1 年一次。

肺结节不可怕，面对肺结节，早发现、早诊断、早治疗是我们的主旨。从容面对疾病，既不要恐慌，也不要侥幸，才是最准确的心态，最成熟的表现。

（卢春来）

呼吸系统肿瘤

这些症状在暗示肺癌，你重视了吗？

一些患者在确诊肺癌后，才会想起自己之前就已经出现过咳嗽、疼痛等不适。后悔因为当时没有及时意识到这些有可能是肺癌的症状，而耽误了就诊和治疗。

研究显示，肺癌 5 年生存率随着诊断分期的升高而降低，Ⅰ期的 5 年生存率为 55.5%，而Ⅳ期仅为 5.3%。掌握肺癌常见症状，对自身的身体情况有一个及时的反应和判断还是很有必要的。

哪些症状暗示着肺癌？

为什么自己和别人的症状不一样？

遇上这些症状有办法缓解吗？

······

带着这些问题，下面为大家讲解肺癌患者会有哪些常见症状，又该如何应对。

影响肺癌症状的因素有哪些？

不是所有肺癌患者在早期都会有症状，有些患者可能直至肺癌进展到晚期都毫无察觉，因此还是建议大家坚持做体检，高危人群要定期做筛查。

肺癌的症状受哪些因素的影响呢?

1. 个体差异

每一个肺癌患者的症状是不同的,有的人可能会没有任何症状,有症状的也可能因人的性别、年龄和吸烟状况而有所不同。

肺癌的临床表现很复杂,除了没有症状的,即使是有症状的患者,也容易因为临床表现的非特异性,与先前存在的一些症状或体征相混淆。

2. 癌症进展

癌症进展到不同的阶段,也会出现不同的症状,比如是否有扩散或转移,也会影响到肺癌的症状。癌症会通过血液或淋巴系统转移到身体的各个部位。肺癌患者常见的转移部位有骨骼、肝脏和大脑。此时,肺癌症状会与癌细胞扩散、转移的部位相关。

3. 肿瘤生长部位

肿瘤的生长部位也是有无症状的关键。由于肺内部是没有痛觉神经的,当肿瘤局限于肺内时,患者没有疼痛感;但胸膜上具有丰富的神经,肿瘤侵犯到胸膜会引起胸痛的症状。如果晚期肿瘤碰巧长在非常隐蔽的位置,或者只发生淋巴结转移、皮下转移,也可能没有症状出现。

肺癌患者的常见症状有哪些?

许多患者往往是在确诊之后,才对号入座地想起自己之前有某些症状。如果自己发觉已经出现了以下症状,不要不当回事,建议大家还是要赶紧就诊。没有生病当然最好,如果检查出肺癌,也可以及时尽早地治疗,高危人群即便没有症状,也建议要定期筛查。

以下症状可以帮助我们察觉到肺癌的蛛丝马迹:

1. 肺部和胸部症状

肺癌会在胸部区域引发许多症状,包括:

（1）不会自愈的持续性咳嗽；

（2）咯血或铁锈色的痰；

（3）深呼吸、咳嗽或大笑时胸部疼痛加重；

（4）声嘶；

（5）呼吸短促；

（6）肺癌或支气管炎等感染病症愈合得慢或不愈合；

（7）喘息。

2. 体重下降和食欲不振

在没有刻意减肥的情况下，发现自己没有食欲，体重在短时间内下降 10% 以上，这也有可能是癌症的预兆。

3. 肺癌扩散转移导致的症状

当癌症扩散到脑部或神经系统的其他部位时，患者可能会出现以下症状：头痛、癫痫性发作、手臂或腿部出现麻木或刺痛感、头晕、失衡等。

当癌症扩散到肝脏时，患者可能会发现自己的眼睛开始发黄，这是由黄疸引起的；此外，皮肤也可能慢慢变黄。

随着癌症的扩散和转移，身体某些部位会出现肿块。癌细胞有时会先侵犯淋巴结，再逐渐遍布全身。颈部、腋窝和腹股沟区域的淋巴结增大、成为硬结尤其明显。

若癌症扩散至骨骼，患者可能会出现骨骼疼痛。这种疼痛感很像是肌肉疼痛或扭伤，容易被当作日常的腰酸腿疼，但随着时间推移，这种疼痛可能会变得更加严重。

这些影响生活的症状如何缓解？

肺癌导致的各种症状，使患者们深受折磨，生活质量大打折扣，无法进行日常的活动和休息。接下来我们就讲一讲如何通过自行调节来缓解这些症状，当然，如果出现严重的不适，或症状一直持续难以得到缓解，一定要及时就医。

1. 咳嗽

频繁或持续性咳嗽会引起疼痛，导致患者无法睡觉和休息。可以考虑用加湿器增加空气的温度和湿度，尽量减少接触到任何可能刺激呼吸道的物质，如烟雾、花粉、灰尘等。

尽量避免仰睡或趴睡，避免对肺部造成压力，导致呼吸困难，可以试着侧身入睡。大家也可以询问自己的主治医生或床位护士，学一些深呼吸运动来帮助缓解咳嗽。

2. 呼吸困难

呼吸困难也称"呼吸障碍"，让患者感觉很难获得足够的空气，有些人甚至会因此感到十分焦虑。患者出现呼吸困难，需保持冷静，尽量不要惊慌。

如果情况严重，主治医生会给患者使用氧气鼻吸或面罩吸氧等治疗，患者要做的就是配合。同时呼吸训练也会锻炼患者的肺功能，帮助患者恢复正常呼吸。

同样的，要清除周边会导致呼吸困难的物质，如烟雾、花粉和其他变应原。

3. 食欲不振

癌症也会导致患者食欲不振，原因有很多，比如治疗导致的不良反应，肿瘤细胞释放细胞因子，如白介素、干扰素、乳酸等，使得患者体内信号通路紊乱，也会引起食欲减退。

但是，对于患者来说，保持营养丰富、饮食均衡至关重要。可以在膳食中加入高能量食物（如坚果、干果、乳制品和碳水化合物，如面食、米饭和豆类）；少食多餐，询问医疗团队，是否有专门为癌症患者提供支持的营养师，获取营养支持。

4. 头痛

头痛可能是癌症扩散转移到脑部的征兆，但也可能是由多种其他因素引起的，因此建议患者及时就医，找出头痛的病因。严重的头痛让患者感觉恶心，全身都不舒服。

患者可以用下列方法缓解头痛：

（1）尝试按摩的方式放松，或许可以在一定程度上减轻所承受压力；

（2）某些食物可能会加重头痛，在使用前先咨询医生，避免头疼的发生加重；

（3）在额头冷敷也可以在一定程度上缓解头痛。

注意：如果你的大脑右侧出现头痛症状，应尽快联系医护人员，如果患者是首次出现头痛，或头痛突然发作并持续存在，也应当向医护人员寻求帮助。

还有以下严重的头痛症状要引起重视，及时就医。

（1）颈部僵硬；

（2）发热；

（3）不可控制的呕吐；

（4）癫痫；

（5）意识丧失；

（6）视力减退；

（7）麻木；

（8）意识模糊。

5. 头晕

癌症扩散到大脑等情况可能会引起头晕，头晕会使患者感到恶心，甚至因头晕跌倒造成意外。

下列方法可以帮助患者缓解头晕：

（1）缓慢、频繁地喝水，以保证身体内水分充足；

（2）避免突然改变体位姿势，如从坐姿到站立时，要慢慢起身；

（3）注意个人安全，避免跌倒。如果有必要可以配备拐杖。

肺癌的死亡人数一直占据癌症中的首位，不过如果能较早地发现肺癌，在肺癌早期就进行治疗，患者的生存率、预后和生活质量都能得到大大提升。了解这些肺癌常见症状，坚持体检，定时做筛查对于防治肺癌很有必要。

（胡洁）

别让肺癌拖累了你——肺癌早期筛查

恶性肿瘤是威胁我国居民生命健康的重大慢性疾病，我国肺癌病例的发现以临床晚期居多。说起癌症，很多人都会"谈癌色变"，在大家的认知中，癌症等于死亡。但有的人患癌之后却能成功治愈，这一切的关键就体现在一个"早"字。早期癌症治愈的概率较高，要做到早期癌症的治疗，最重要就是要做到早期筛查。

赵大叔因胸闷不适来医院就诊，赵大叔表示最近3个月有咳嗽症状，多为刺激性干咳，偶尔咳少量白痰，因为比较轻微，所以没有当一回事。但是最近出现咳嗽剧烈、胸闷不适的症状，有时会出现持续性的胸痛、痰中带血，赵大叔表示自己服用过抗生素及止咳药，但效果不佳。

询问后得知，一直以来赵大叔身体都很好，好几年没有体检过了，既往没有呼吸系统和心血管疾病病史，但是有吸烟史40年余，基本每天一包烟。经过各项详细检查后，最终诊断结果为右肺中央型鳞癌晚期。

肺癌常见症状

原发性支气管肺癌简称肺癌，是我国及世界各国发病率和死亡率较高的恶性肿瘤之一。主要为以下症状：

（1）咳嗽：癌肿刺激支气管内神经，发生剧烈干咳，有时可发生咯血。

（2）胸痛：同时可出现胸腔积液，压迫肺脏，加重呼吸困难。

（3）胸闷气短：支气管被肿块阻塞，影响气体交换。

（4）全身扩散：转移到脑、肝脏等重要脏器，引起脑或肝脏功能紊乱。

肺癌高危人群

年龄 40 岁以上，至少合并以下一项危险因素的属于肺癌高危人群，应定期做相关检查明确诊断。

（1）吸烟 ≥ 20 年 / 包，其中包括戒烟时间不足 15 年者；

（2）被动吸烟者；

（3）有职业暴露史（石棉、铍、铀、氡等接触者）；

（4）有恶性肿瘤病史或肺癌家族史；

（5）有慢性阻塞性肺疾病或弥漫性肺纤维化病史。

（备注：年 / 包指每天吸烟多少包乘以持续多少年，例如 20 年 / 包指每天 1 包持续 20 年或每天 2 包持续 10 年。）

肺癌早期筛查手段

（1）X 片：可选择胸部正、侧位平片对肺癌病灶进行检测。但其较难发现非常早期的肺癌，如小结节影、磨玻璃样结节影等早期隐匿性病变。

（2）低剂量肺部螺旋 CT：为目前的主要筛查方式。国际指南推荐，肺癌的高危人群，每年要做一次低剂量螺旋 CT 筛查。其能更有助于发现非常早期的肺癌，包括原位癌、微浸润性腺癌或浸润性腺癌的小结节。

（3）病理检查：若发现影像学病灶，则应进一步完善病理检查。肺癌的病理检查包括支气管镜活检、痰液脱落细胞学检查、胸腔积液脱落细胞学检查，均能有效做出肺癌的定性诊断。

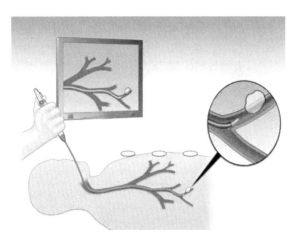

图34　肺癌的早期筛查

因此，要做到早期癌症的治疗，最重要就是要做到早期筛查。世界卫生组织提出，接近一半的癌症可以预防，三分之一的癌症可以通过筛查早期发现，从而获得治愈的机会。因此，科学预防和筛查非常重要。

（李雪怡　姚利）

CT 辐射大吗？会致癌吗？
体检要不要做 CT？

"单位组织体检让我做了个 CT，我现在很担心，危害会不会很大？听说 CT 辐射会致癌……"

CT辐射大吗？会致癌吗？体检要不要做CT？做CT需要注意啥？

又到体检时节，朋友们都在讨论：正常人体检到底能不能做CT？会不会被辐射致癌？事实上，CT 等辐射检查作为必要的医疗手段，机器的辐射量是固定的，并不会对健康造成显著影响。

低剂量螺旋 CT 是什么？

低剂量螺旋 CT 是指基于能够检测到肺部小结节的最低扫描范围和放射浓度的 CT 检查技术（也就是用很小的 X 线剂量达到同样的效果）。

螺旋 CT 扫描是目前临床上用于健康体检中筛查疾病的有效诊断方法之一，可以通过获得比较清晰的图像来进行疾病的早期诊断，有利于患者发现早期病变，避免患者病情加重，延误最佳治疗时间。2011 年，美国国家肺癌筛查试验（National Lung Cancer Screening Trial, NLST）结果表明，低剂量螺旋 CT 可降低 20% 的肺癌死亡率。

在胸部健康体检中行低剂量螺旋 CT，可以在满足诊断要求的同时减少体检者的辐射照射剂量，及时发现早期病变，及时给予对症治疗，预防疾病发生、提高身体健康。

CT 辐射有多大？

事实上辐射在我们身边随处可见。CT 的辐射有多大，通过以下例子可以理解：

乘坐飞机 20 小时的剂量为 0.1 毫西弗，胸片一次辐射剂量大约为 0.2 毫西弗，低剂量 CT 扫描一次辐射剂量为：0.1~0.2 毫西弗。普通人暴露在空气中，一年的辐射就达到 0.3~0.5 毫西弗。

因任何工作和生活引起的辐射建议的剂量限值为每年为 1 毫西弗。因此可以说短期内过多的 CT 检查才会给人体带来一定的影响。

哪些属于高危人群需要定时做胸部放射检查呢？

高危人群包括以下几方面：

（1）年龄 50~75 岁。

（2）至少合并以下一项危险因素：①吸烟 ≥ 20 年 / 包，其中也包括曾经吸烟，但戒烟时间不足 15 年者；②长期被动吸烟者；③有职业暴露史（石棉、铍、铀、氡等接触者）；④有恶性肿瘤病史或肺癌家族史；⑤有慢阻肺或弥漫性肺纤维化病史。

做胸部 CT 的话，应该注意什么呢？

1. 做 CT 的时候不要携带金属配件

去除金属之类的物品，比如说耳环、项链、含金属的衣物、手机、钱包和钥匙等，以防对人体造成其他的伤害。

2. 主动配合医生

候检时，避免乱触碰设备，造成不必要的射线曝光。在做 CT 的时候，按医护人员要求摆好姿势，保持不动，直到听到医护人员说检查完毕。如在检查过程中发生意外或不适，应及时告知医护人员。

3. 保护非检部位

可以在放射检查时主动要求对非检部位进行放射防护，尤其是敏感部位（如性腺、甲状腺、眼睛等）。

4. CT 检查后饮食

可多食富含维生素的食物，如鲜枣、猕猴桃、柚子、胡萝卜、油菜和花椰菜类，并可食用海带等富含胶质食物，注意多饮水。

（朱峥）

体检正常，几个月后却查出肺癌晚期，
体检是白做了吗？

刚刚体检完，没发现大问题，隔开几个月竟然查出晚期肺癌，你身边是不是经常听到这样的故事，这绝对不是个案。

那么问题出在哪里？是因为体检方式不对？我们最常见的体检方式是胸部 X 片检查，这个检查对于肺癌筛查效果如何？什么才是肺癌筛查正确的打开方式？

一旦检出小结节都需要切除吗？如何更精准把握手术指征，既不过度医疗，又能在原位癌期或微浸润期进行手术切除？

体检能找出早期肺癌吗？

从我们的临床收治经验来看，来就医的肺癌患者中大约 80% 已经是晚期。

体检对于早癌的发现有着重要的意义，很多早癌都是在体检中发现的，但是对于肺癌，常规体检有着很大的弊端，这是由于常规体检项目里胸部检查通常是胸部 X 线透视或胸片。这个检查对于发现肺部结节有很大的局限性，容易遗漏肺结节的病灶，有 22%~85% 的肺癌可能被漏诊。一是因为其分辨率低，由于病变容易被纵隔、心脏、肋骨、胸骨、血管等组织结构的影像所遮盖，造成漏诊。

另外一个方面是因为肺癌中的小细胞癌病程进展非常迅速，从发病到扩散可能只要几个月，一年一期的体检无法有效检出这种早期癌症。

低剂量螺旋 CT 是什么？

那筛查肺癌最好的检查方式到底是什么？答案是胸部低剂量 CT（LDCT）。美国国家肺癌筛查试验（NLST）得出的结果是：低剂量螺旋 CT 肺癌筛查每年一次，连续 3 年可降低 20% 肺癌病死率，结束了多年来能否降低肺癌病死率的争议。

相对于 X 线透视或胸部 X 片检查，胸部 CT 为断面成像，完全排除了前后组织结构的重叠干扰，而且分辨率高，能够发现肺部隐蔽的结节病灶，而且现在的薄层扫描和三维重建技术，对于早期肺癌的发现有着重要的价值。不过缺点在于胸部常规 CT 放射剂量大，扫描时间长，不适合作为常规体检。

而低剂量 CT 放射剂量仅为常规 CT 的 1/5，却能检测出 2 毫米甚至更小的肺部结节，敏感度是 X 线胸片的 10 倍。

2013 年 3 月，美国 NCCN 指南以 1 类证据在高危人群中推荐应用低剂量 CT 作为肺癌早期筛查的主要手段。此外，还可以利用计算机技术对病灶进行三维重建，有利于对病灶性质进行分析并随访。

发现肺小结节，是否要手术切除？

是否所有人都需要通过低剂量 CT 进行肺癌筛查？我们不建议所有人进行普查。

要知道，在我国肺癌患者中，95.5% 以上都在 45 岁以上，所以，先确定人群，然后明确早期肺癌的症状，再选择筛查方式才是肺癌筛查的正确打开方式，也可以尽可能把"无效筛查"的比例降为最低。目前认为，高危人群每年都应该进行一次肺癌低剂量CT筛查。

需要指出的是，不是所有的小结节都需要进行手术，医生需要把握好手术指征，既不能过度医疗，也要尽可能在原位癌的时候进行手术切除。

对小结节的判断除了根据临床医生的判断，现在更加先进的手段是引入人工智能（AI）技术结合临床经验，如果机器和人的判断都倾向于恶性，且大于1厘米以上的结节，出现恶性的征象，还是建议患者尽早切除。

癌症筛查法靠谱吗？

网上也经常流传一些癌症检测法，比如红极一时的"滴血验癌"，这实际上就是肿瘤标志物检测。如果去购买体检套餐，里面往往会有肿瘤五项、肿瘤九项、肿瘤十二项等项目。

肿瘤标志物异常并不代表就是患癌，肿瘤标志物不异常也不代表没有癌。因为某些标志物的特异性和敏感度有限，假阳性和漏检情况都是存在的。所以作为筛查是不合适的。肺癌标志物可用于辅助诊断、复发转移及治疗的随访。

基因检测呢？癌症的遗传性或家族性已经得到现代医学的证实，某些癌症里也已经明确发现了所携带的患癌基因，但这仅仅只占一小部分。对于肺癌来说，虽然也有家族倾向，但还未发现确切特异性的突变基因携带。所以基因检测用于筛查，也不合适。基因检测对晚期肿瘤诊断有一定的价值。

痰细胞学检查呢？这种检查方式可以筛查脱落的癌细胞，鳞癌阳性率较其他类型为高，但就算痰细胞学检查阴性，也不能排除肺癌的可能性，所以，也不适合筛查，但可以用于辅助诊断。

PET-CT这么高端，筛查早期肺癌合适吗？答案也是否定的。首先是因为PET-CT检查时大多数用的显像剂是18F-FDG（脱氧葡萄糖），它反映的是病灶糖代谢，而不是肿瘤特异性显像剂，即不是有肿瘤就报警的显像剂。活动期炎症或感染过程及部分良性肿瘤有葡萄糖代谢可摄入 FDG，标准摄取值（SUV）也会升高；而磨玻璃结节或肿瘤结节较小，病灶呈惰性 FDG 摄入不多，SUV 值不高则会造成漏诊。另外 PET-CT 的费用较高，也不适合作为日常筛查手段。

二手烟和厨房油烟也是高危指标

40~45 岁以上人群有高危因素就可以考虑进行筛查，另外需要提醒的是，中国的高危人群和国外略有不同，女性为对象的"被动吸烟""厨房油烟接触"同样被列入筛查指标。

如果是高危人群，出现一些肺癌早期症状，要及时去医院就诊。早期症状包括：不明原因的持续咳嗽且难以缓解，胸部疼痛，声音嘶哑，血丝痰，间歇性或持续性出现痰中带血。

还有一些肺癌患者有肺外症状，包括哮喘样呼吸、皮肤潮红等类癌综合征、稀释性低钠血症、肥大性肺性骨关节病等。

（屠俊　张兴伟　宋元林）

肿瘤患者该怎么吃？要不要忌口？

遇上癌症，很多患者突然就不知道怎么吃饭了。

常有患者跟医生讲，自己明明在饮食上非常认真小心了，三餐都尽量吃，结果人还是越来越瘦，是怎么回事？一问他的饮食，天天不是白粥就是汤。不然就是担心红肉致癌就只吃水果蔬菜，结果蛋白质摄入不足。许多肿瘤患者都是这样，总觉得这也致癌，那也致癌，什么都不敢吃，人越来越瘦。

肺癌患者需要忌口吗？

很多患者在治疗出院后，都会问医生要不要忌口？发物是不是不能吃？禽肉是不是有激素也不能吃？还有可不可以通过"饥饿疗法"饿死癌细胞？

面对这些问题，医生往往是哭笑不得。但是作为医生完全可以理解患者这种小心翼翼的状态，"发物"听名字就让人觉得会促使癌症的复发、转移。还有那些亲朋好友好心提醒的"千万不能吃"的"赃东西"，各种"致癌食物"……都让患者感觉自己四面楚歌，什么都不敢吃了，还担心吃多了会"喂养"癌细胞。

事实上，除了酒、煎炸烧烤（会产生致癌物质）、精制糖、加工红肉（如培根、香肠）以及会对治疗药物产生作用的食物（如西柚）以外，癌症患者并不需要特别忌口。

（1）发物。发物只是民间说法，一般是指食物有刺激性，会诱发或加重疾病，最常见的就是过敏。目前没有证据显示哪一种食物会明确造成肿瘤的复发和转移。所谓的鸡蛋、海鲜、牛羊肉等发物，都可以放心吃。

（2）饥饿疗法。不少患者认为，营养多了，肿瘤会长得快，于是吃得非常少。其实肿瘤的生长速度与营养的摄入关系不大，即使患者什么都不吃，肿瘤也会从身体中抢夺养分。如果吃得不够营养，患者反而会因为疾病消耗而导致体质虚弱，免疫力下降，甚至加速病情发展。

（3）忌辛辣。很多人在生病时都觉得要饮食清淡，这是没错的。不过很多肿瘤患者都容易食欲不振，适当的调味品可以帮助患者改善食欲。尤其是之前长期吃辣的患者，要求他们饮食清淡，会严重影响食欲，造成营养摄入不足。

还有一些患者在网络上看到了很多文章，宣传鸡肉中含有大量激素，海鲜中重金属多等，也不敢吃了。这些传言往往没有科学依据，大多是断章取义，危言耸听。患者还是要听医生的话，不要听信网上的谣言和道听途说。不过，如果患者对某种食物非常抵触，可以考虑换成其他营养成分相当的食物。

怎么吃才能营养均衡又充足？

2020 年我国发布了首部《中国肿瘤患者膳食营养白皮书》，其中指明，肿瘤患者的日常饮食中，总热量、蛋白质、无机盐、维生素、纤维素、水分等需要全面充分地摄入。

（1）摄入的热能要充足，一般每日总热量宜为 1800~2600 千卡，可以根据个体情况进行增减；

（2）多吃富含优质蛋白质的食物，每日摄入量为 75~100 克，推荐食用鱼、家禽、瘦肉、鸡蛋、低脂乳制品、坚果、豌豆和大豆食品，尽量少食用加工肉；

（3）适量的脂肪和碳水化合物，脂肪应占总热量的 20%~30%，摄入量为每日 60~70 克；碳水化合物应占总热量的 55%~65%，每日摄入量约 450 克；

（4）注意维生素、矿物质和微量元素的补充，人体需要少量的维生素和矿物质，以确保机体的正常运作。大多数维生素和矿物质存在于天然食品中，如新鲜水果；

（5）每天摄入 300~500 克蔬菜来补充食物纤维，食物纤维可促进肠蠕动，利于有毒物的排出，并具有降低血脂和预防癌症的功效；

（6）水，是饮食中重要成分之一，摄入量和排出量要保持平衡，一般每日需 1200~2000 毫升（包含食物水分）。

患者没有食欲怎么办？

影响肿瘤患者进食的因素有很多：一是肿瘤分泌的物质会抑制食欲；二是治疗中恶心、呕吐、腹泻等不良反应，影响进食消化；三是与焦虑、担忧等负面情绪相关，心理因素导致神经性厌食，也就是心情不好吃不下饭。

患者厌食是一种普遍现象，要解决这个问题，需要陪护家属有耐心地进行情绪引导，帮助他们调整饮食结构，根据患者治疗情况，改善食物的味道、质地。

（1）少食多餐。吃不下不必勉强吃，以免造成更大的心理压力。患者一顿吃不够量可以多吃几顿，保证每日摄入量充足即可。

（2）食物要细软、易消化。很多肿瘤患者的消化吸收能力都有所下降，所以宜吃易消化的食物。可以在烹调时，将食材做得细碎软烂，便于食用和消化吸收。

（3）吃喜欢的食物。没有胃口的患者可以选些开胃的食材，如山楂；或在可以选择的食材范围内，吃自己喜欢的食物；喜辣的患者也可以适当添加调味，增添食欲。

（4）适当运动。适当的运动能够促进消化，帮助患者调节情绪，提高进食欲望。不过要注意患者自身的身体情况，不要进行剧烈的运动或长时间运动。

（5）营养补充剂。如果靠吃饭还是营养摄入不足，患者可以考虑使用口服营养补充剂。有专为肿瘤患者设计的营养剂，可以作为营养补充，维持、改善患者的营养状态。

总之，人是铁，饭是钢，对于肿瘤患者来说，充足的营养是对抗肿瘤的基础。衷心地希望每一位肿瘤患者都能"胃口常开"，吃得充足，吃得健康。

（胡洁）

什么样的人应该做肺癌筛查?

大部分肺癌都是由肺结节发展而来的,虽然我们一直强调对于肺结节不要过于恐慌,但是也不能疏于防范。普通人群应重视胸部CT检查,如果没有发现问题,那么可以间隔 2~3 年后再做检查。

对于存在肺癌高危因素的人群(年龄 ≥ 40 岁且具有以下任一危险因素者),更需要提早检查,这对于肺癌早筛有重要意义。只有尽早发现问题,及时干预才能获得最好的预后。

(1)吸烟 ≥ 20 年 / 包(或 400 年 / 支),或曾经吸烟 ≥ 20 年 / 包(或 400 年 / 支),戒烟时间 <15 年;

(2)有环境或高危职业暴露史(如石棉、铍、铀、氡等接触者);

(3)合并慢阻肺、弥漫性肺纤维化或既往有肺结核病史者;

(4)既往罹患恶性肿瘤或有肺癌家族史者。

(卢春来　郭卫刚)

远离肺癌，这份筛查攻略"肺"看不可

近年来，随着发病率的不断提高，肺癌似乎已经不再仅针对中老年人群，而是开始把枪口对准了年轻人。因此，如何在每年的例行体检中，察觉到早期肺癌发出的信号，也成为人们迫切关注的热点。

肺癌如此高发，应该如何做好体检，远离它的"纠缠"？下面就让专家来为你讲解肺癌早筛，看看你真的检查对了吗？

我需要每年做一次低剂量螺旋 CT 吗？

现行国际指南推荐，肺癌的高危人群，每年要做一次低剂量螺旋 CT 筛查。

第一次低剂量螺旋 CT 检查后，如果结果为阴性，则检查间隔时间将根据年龄和其他危险因素而有所不同，其目的旨在最大程度地减少诊断前 CT 随访的次数和增加发现癌症进展的机会。

对于 50 岁以下的人群，检查间隔时间可以延长到 5~10 年。但是对于 50~60 岁的人群，如果没有其他危险因素，则间隔时间为 5 年；如果存在至少一种其他危险因素，则间隔时间缩短至 3 年。

同样，对于 60 至 70 岁的人群，建议分别间隔 3 年和 2 年。对于 70 岁以上的人群，无论其他危险因素如何，建议的间隔时间均为 2 年。

因此，对于肺癌非高危人群，如果低剂量螺旋 CT 筛查为阴性，并且一直保持健康的生活方式，则不必每年做 CT 检查。因为频繁的低剂量螺旋 CT 检查不但浪费医疗资源，使更需要抓紧检查的患者增加排队等待的时间。而且由于低剂量螺旋 CT 检查有一定辐射，大家在做检查时往往也承受了不小的心理负担。

胸部 CT 与胸部 X 片检查，哪个更容易发现早期肺癌？

医学界从 20 世纪 50 年代就开始了对肺癌早期筛查的探索，最早的筛查手段用的是胸部 X 片检查。1960 年的英国伦敦肺癌研究计划，发现胸部 X 片检查可以早发现肺癌，但是无法降低死亡率。

直到 2011 年，美国国家肺癌筛查试验（NLST）公布了初步结果：与胸部 X 片检查相比，低剂量螺旋 CT 筛查方法可以将高危人群的肺癌死亡率下降 20%。荷兰的 NELSON 研究表明，接受低剂量螺旋 CT 筛查的男性肺癌死亡率降低 26%、女性肺癌死亡率降低 61%。

因此，目前国内外均推荐使用低剂量螺旋 CT 进行肺癌的早期筛查。相比于胸部 X 片检查，低剂量螺旋 CT 能发现几毫米的微小病灶，也能发现位置很刁钻的肿瘤。

听说胸部增强 CT 看小结节更清楚，那我是否需要直接做增强 CT？

胸部增强 CT 看肺部结节更清楚只是一方面，与低剂量螺旋 CT 相比，其主要优势在于可以更好地看清楚心脏和大血管的情况，主要应用于术前的评估、更好地帮助制订手术治疗方案。因此，增强 CT 应用于体检有些"大材小用"。

CT 检查的问题之一便是辐射伤害问题。每次检查时，低剂量螺旋 CT 的放射剂量为 0.1~0.2 毫西弗，增强 CT 检查剂量可达 8 毫西弗，反复接受检查辐射危害具有蓄积效应。低剂量螺旋 CT 可以将辐射剂量降低约80%，辐射小是低剂量螺旋CT的一大优势。同时，增强CT检查前需要静脉注射造影剂，少数患者存在对造影剂过敏的风险。因此，作为常规的体检，低剂量螺旋CT足矣。

检查报告中哪些"字眼"提示可能是肺癌？

肺癌结节相比于良性结节在CT表现上具有一些特点，通过CT可以进行初步判断。一般来说，结节呈分叶状，边缘毛糙、有毛刺状突起，邻近的胸膜凹陷等这些表现往往提示肺癌可能性较大。一些较大的、位置靠中央的肺癌还可能会引起肺炎和肺不张。随着低剂量CT筛选的广泛应用，不少人都发现肺上有磨玻璃结节。事实上，磨玻璃结节并不等于是肺癌，肺部各种炎症、水肿、纤维化及肿瘤等病变，都可能表现为磨玻璃结节。

以往患者出于担心，诊断为磨玻璃结节后都希望早日手术，"一刀切"以免后患。但实际上，小的纯磨玻璃样结节应静观其变。这部分结节即使是恶性，也往往是非常早期的原位腺癌或微浸润腺癌，可以进行合理的随访，等磨玻璃样结节呈现长大的趋势后再考虑手术。因此，对于磨玻璃结节，我们更要强调的是密切随访观察。如果在复查过程中发现病变变大、密度变高、实性成分增多，那么这种结节癌变可能较大，需要及时治疗。

（黄清源　叶挺）

痰中带血丝，是不是肺癌"信号"？

痰中带血是临床常见的症状之一，尤其是当患者服用抗生素或止血药后没有得到缓解时，这到底是什么情况呢？

其实，对于痰中有血丝的情况，无论是医学专业人士还是普通百姓，都是非常敏感的。专业人士考虑的是哪个器官出问题了，出了什么问题，而对于普通百姓，想得最多的是自己得了什么病。

那么，痰中带血究竟是什么原因造成的呢？

明确血丝来源

首先，如果出现痰中有血丝情况，我们需要明确出血到底来自何处。最常见的来源是支气管或肺，但部分的出血并非上述部位来源，这时需要明确是否有咽部、喉部或是鼻腔出血。因为这些部位出血有时可以混入痰液，也表现为痰中带血。例如鼻咽癌患者，常见的症状是回吸性涕血，就是鼻咽部出血吸入后混入痰液排出，出现痰血现象。

还有部分口腔疾病患者，痰中带血的原因是牙龈出血，咳嗽的时候出血会伴随着痰液一起咳出来，看似痰中带血。

排查痰中带血的病因

除了上述列举的器官出血外，需要明确痰中有血症状是不是由其他全身性疾病引起，如高血压、心脏病、肺动脉高压、风湿性心脏病、二尖瓣狭窄、肺动静脉瘘等。

还有一些有出血倾向性的疾病，比如白血病、血友病、再生障碍性贫血、血小板减少性紫癜等，这些疾病患者的血小板数量减少或功能异常，凝血机制受损，咳嗽的时候，也可以出现痰中带血的情况。

当然痰中带血还可见于胸部的外伤、挫伤、肋骨骨折、爆炸伤等，外伤后引起痰中带血或咯血，这些情况均有明确的致病原因。

进一步明确出血原因

当明确出血部位来自呼吸系统时，就需要进一步明确到底什么原因引起出血。

有时，气管或支气管炎伴有严重咳嗽，可以引起气管或支气管的小血管破裂，小血管破裂以后，伴随着咳嗽、咳痰，痰里面有血丝。

而肺结核或支气管结核除了有痰中带血外，往往还伴随发热、盗汗等结核中毒症状；支气管扩张引起咯血往往有反复发作等情况。

另外，也有部分肺栓塞的患者，以咳嗽、痰中带血或咯血为首发症状，但是此类患者除了咳嗽、咯血之外，往往伴有呼吸困难，同时咯血量有时候也较多。

肺癌是痰中带血的常见因素

我们再说说痰中带血最为常见的原因，也是大家最为恐惧和警惕的肺癌。当肺癌发生于肺气管、支气管内，或支气管外的病变侵犯气管、支气管时，肿瘤本身血管的破裂或病变气管、支气管黏膜血管的破裂均可出现痰中带有血丝的情况。

部分患者除了痰中带血之外，有时还会伴有刺激性咳嗽或胸闷等症状；也有的患者服用抗生素，痰液减少了，或痰中带血也有所减轻，但是仍有间断发生。对于这些情况，一定要警惕，积极去医院就医，根据情况进行鉴别，不可掉以轻心，以免耽误疾病的诊断及治疗。

CT+ 气管镜，检查肺癌的利器

分析了痰中带血的一些常见原因后，我们再介绍针对痰中带血患者的两项检查利器——胸部 CT 检查和气管镜检查。

目前国内 CT 很普及，而且价格低廉，当怀疑肺、支气管有病变时，需要做胸部 CT 检查以明确有无病变及病变的具体情况。如果胸部 CT 检查提示肺部有病变，需要获取组织进行病理诊断；或有时患者虽有痰中带血，但胸部 CT 无任何异常发现，此时就需要气管镜检查，进一步明确病变的情况。

气管镜检查是呼吸系统疾病常见检查，目前电子气管镜已经非常普及。电子气管镜通过成像系统，可以把气管、支气管腔内病灶的图像直接传输到显示系统，直视下观察病变情况。同时气管镜检查对于需要病灶取样的患者可以取活检，送检后明确病理诊断。

当患者要进行气管镜检查时，需要如何准备？检查的注意事项又有哪些呢？一般来说，气管镜检查前要查血常规、凝血指标、心电图，患者应该把长期服用的药物告诉医生，尤其是如华法林、氯吡格雷等抗凝药物。同时，检查前 4 小时应禁食禁水，防止反流误吸。另外，检查前医生还会评估患者能否耐受气管镜检查。

因为气管镜是有创检查，患者较痛苦，且风险较高，若患者存在严重心功能不全、呼吸功能不全或是大咯血等情况，需慎重进行。

最后想告诉大家的是，一些周围性肺癌，以及早期肺癌，可以没有任何症状，对于此种情况也不可掉以轻心。

（陈苏峰　郑善博）

肺癌的成因不止一种，
为什么我们这么强调应该戒烟?

　　肺是人体内最重要的器官之一，负责呼吸、换气的重要工作。由于掌握吸入氧气、排出二氧化碳的"大权"，肺对于人体必不可少、不可或缺。身为人体内的"换气扇"，空气中的不少有毒物质就被吸入了肺里。还有些人喜欢主动摄取有毒物质——吸烟! 当人们吞云吐雾时，这些毒物会慢慢侵蚀肺部，久而久之便增加了感染和病变的风险。那么，吸烟和肺部疾病到底有多少直接关系呢? 肺部的各种结节又是何物? 戒不戒烟，会让肺有什么不同?

　　香烟燃烧后产生的气体混合物，称为"香烟的烟雾"，烟雾中含有 7000 余种化学成分，其中数百种为有害物质，可对人体健康造成严重危害。其中含有的至少 69 种是已知致癌物，他们被吸入人体后，会损伤 DNA、引发基因突变，进而导致恶性肿瘤的发生。在肺的终末细支气管中，分布着排列整齐的"纤毛"，通过他们完成"净化"工作，从而排毒使肺泡纯净，然而，烟雾中的化学物质会破坏他们，纤毛变短并且变得不规则，抵抗力也因此下降，感染、慢性阻塞性肺疾病自然会找上门。

　　戒烟对肺的健康有明显好处。戒烟减少了致癌物质和有害气体的伤害，使肺能够履行正常的生理功能，隔绝了空气中有害物质的侵入，主观上的感受就是咳嗽、咳痰减少，呼吸轻松顺畅！

肺结节是影像学的描述性语言，并不是一种临床疾病，很多人认为，肺结节就是肿瘤的早期病变或早期肺癌，这种说法是不正确的。对肺结节不能一概而论，不是所有的肺部结节都是肺癌，很多疾病都会形成肺结节，良性的如炎症、结核、亚段肺不张、出血等，不要过度紧张。需要强调的是，出现磨玻璃结节就要引起重视了，有很大可能性是早期肺癌。

肺癌流行病学特点正在悄然发生变化，在年轻女性中的发病率明显升高，但肺癌的总体死亡率则明显下降。以女性为主，不吸烟的早期磨玻璃型肺癌患者已成为我国临床医生诊治的重要对象。不吸烟肺癌的发生主要是常见致癌基因突变引起的，但为何不吸烟的肺癌患者越来越多，目前临床上尚不明确原因。从病理类型上看，吸烟人群的肺癌以鳞癌多见，而不吸烟人群的肺癌以腺癌多见，腺癌的治疗手段和效果均优于鳞癌。腺癌细胞中存在很多致癌基因突变，针对性的靶向药物治疗大大提高了治疗效果，可以大大延长患者的生存期。

小结

出现结节不代表就是肺部癌变，但出现结节时，需要重视并就医观察。

肺癌流行病学特点正在悄然发生变化，不吸烟人群患病比例正在上升，戒烟对于身体健康百利而无一害。

在治疗过程中，不管是吸烟人群还是不吸烟人群的肺癌患者，只要能够早期发现、早期治疗，同样能得到满意的效果。

（陈海泉　叶挺）

如果已经得了肺癌，戒烟还有意义吗？

肺癌患者一旦确诊后，如果继续吸烟，会降低肺癌治疗效果，增加肿瘤复发和并发症的发生风险。还有文献报道，严重吸烟患者，在肺癌术后，肺部并发症的发生率较不吸烟者高 2~3 倍。因此，早期戒烟，有利于肺癌患者肺功能的恢复，还可以减少术后并发症的发生率。

还有研究发现，相当一部分患者在确诊肺癌后并未及时戒烟，且戒烟不及时将增加手术并发症的发生风险。

因此，为了达到更好的治疗效果，肺癌患者是应该戒烟的。

（卢春来）

不吸烟不喝酒，为什么会得肺癌？

肺癌是目前全世界对人类健康与生命威胁最大的恶性肿瘤，其发病率和死亡率呈上升的趋势。肺癌病因学研究显示，吸烟和环境致癌物在肺癌的发生、发展中占有重要的地位，但不同个体对烟草和致癌物的敏感性是不同的，流行病学资料发现肺癌患者中还存在家族聚集现象。这些发现促使研究者思考肺癌的发生与遗传易感性的关系，目前已知遗传易感性在肺癌的发生、发展中具有重要的作用，它直接涉及吸烟的行为、致癌物的代谢和解毒、DNA 损伤的修复、细胞周期的调控以及其他细胞应答反应，因此肺癌易感性的研究已成为近年来肿瘤分子流行病学的热点。

肺癌的病因有多种机制，并非仅吸烟为单一危险因素。

（1）吸烟：烟草中含有多种有害物质，其中部分化学物质对人体有致癌的作用，从而引发癌症。如果长时间吸烟会使得支气管上皮细胞 DNA 受损，从而激活癌基因，最终出现癌变的情况。

（2）职业因素：很多人从事的职业在工作中会吸收致癌物质，增加了患癌的概率，尤其是化工领域。既往肺部慢性感染，患有肺结核、支气管扩张的人，支气管上皮在慢性感染过程中可能化生为鳞状上皮致使癌变，但这种情况是比较少见的。

（3）遗传因素：家族聚集、遗传易感性以及免疫功能降低，代谢、内分泌功能失调等也是引发肺癌的原因。

（4）大气污染：在城市发展中，工业生产会排放出大量废气，对空气造成污染，其中含有苯并芘等致癌物质，人在吸入后可能会患上肺癌。

（卢春来）

不吸烟者肺癌和吸烟者肺癌，竟是两种病

医学研究已经证实，吸烟是肺癌的最主要致病原因，"老烟枪"是肺癌的高危人群。如今，不吸烟女性的肺癌发病率也逐渐升高，但我们在临床工作中发现，不吸烟女性的肺癌疗效远远优于"老烟枪"，不吸烟者肺癌和吸烟者肺癌竟是两种病！

趋势——不吸烟女性成为新的肺癌高危人群

在中国，肺癌人群结构正悄悄发生变化：不吸烟女性肺癌发病率较高。

早在 2013—2014 年，复旦大学附属肿瘤医院胸外科团队对上海市闵行区居民进行低剂量螺旋 CT 肺癌筛查研究中就发现这种情况存在。

为证实这一情况，研究团队再次进行研究，与先前社区筛查有所不同，此次研究样本来自中国不同地区的 6 家医院，共 8392 名医院员工经过低剂量螺旋 CT 筛查后，检查结果被纳入此次研究分析。

研究中，共检出 179 名员工患有肺癌（经病理检查确认），占总样本量的 2.1%。在患肺癌的员工中，147 人为女性，占 82.1%，32 人

为男性。从吸烟习惯区分来看，167 人为非吸烟者，占 93.3%。以性别中检出率区分，女性检出率为 2.5%，显著高于男性检出率 1.3%。

在非吸烟者和吸烟者的检出率之间，虽然没有达到显著的统计学差异，但依然呈现非吸烟者肺癌检出率高于吸烟者的结果（分别为 2.2% 和 1.4%）。不过，研究者推测这一结果是由于纳入样本中总体女性较多而产生的影响，因为如果仅对比男性吸烟者和非吸烟者，男性吸烟者的肺癌检出率更高，吸烟者为 1.4%，非吸烟者为 1.2%。吸烟依然是肺癌的高致病因素。

在年龄分布方面，大于等于 40 岁的年龄组肺癌检出率为 1.0%，40~55 岁（包括 55 岁）组检出率为 2.6%，高于 55 岁年龄组检出率为 2.9%。

Hospital# Years	Gender	Employees (n/%)	Lung cancer (n/%)	Proportion (%)*	Age<55 (%)	Non-smokers (%)	Stage 0/IA (%)
Hospital 1	Male	808 (29.5)	2 (5.1)	0.2	43.6	97.4	100.0
2013-2017	Female	1932 (70.5)	37 (94.9)	1.9			
Hospital 2	Male	480 (31.6)	3 (20.0)	0.6	73.3	86.7	93.3
2015-2017	Female	1039 (68.4)	12 (80.0)	1.2			
Hospital 3	Male	950 (33.2)	4 (20.0)	0.4	65.0	90.0	100.0
2015-2017	Female	1909 (66.8)	16 (80.0)	0.8			
Hospital 4	Male	1188 (24.9)	9 (20.9)	0.8	60.5	90.7	90.7
2013-2017	Female	3591 (75.1)	34 (79.1)	0.9			
Hospital 5	Male	998 (29.8)	12 (25.5)	1.2	44.7	89.4	87.2
2012-2017	Female	2346 (70.2)	35 (74.5)	1.5			
Hospital 6	Male	162 (37.8)	1 (25.0)	0.6	100.0	100.0	100.0
2018-2018	Female	267 (62.2)	3 (75.0)	1.1			
Total	Male	4586 (29.3)	31 (18.5)	0.7	57.7	91.7	93.5
	Female	11084 (70.7)	137 (81.5)	1.2			

图 35　6 家医院员工低剂量螺旋 CT 筛查结果

总体来说，统计分析的结果依然指向研究团队持续关心的议题：女性不吸烟者肺癌发病率较高。相关研究成果也在美国胸外科协会官方杂志——《心胸外科杂志》在线发表。

论文刊登后，收到国内外顶尖学者的同期述评，共同探讨这篇论文带来的重要意义。

美国胸外科医师协会伦理委员会主席理查德教授指出，这篇研究揭示了非常惊人的肺癌在普通健康低危人群的高发病率，尤其显示女性肺癌发病率高于男性，在不吸烟人群中发病率高于吸烟人群。这篇中国医院员工的肺癌筛查研究挑战了我们的传统观念，即 CT 筛查的主要人群是所谓的"高危"人群——老年、长期吸烟者。

华盛顿大学医学院心胸外科兰德哈瓦教授和普里教授认为，考虑到美国有 400 万华裔，美国预防工作组应该参考这些中国的研究数据对现有指南进行修订。

北京大学肿瘤医院陈克能教授提出，传统的肺癌高危人群的定义正在逐渐发生变化。同时，避免磨玻璃结节的过度诊断和过度治疗也非常关键。

中国台湾"国立"大学医院呼吸和危重症科陈宇钟等教授指出，这篇研究再次提示了亚洲和西方人群肺癌危险因素的不同点。因此，西方的肺癌预测模型不能简单套用在东方人群身上。未来在亚洲，非吸烟人群的低剂量螺旋 CT 应该考虑作为常规筛查。

重点——肺癌早诊断、早治疗

与公众对肺癌"难治、预后不好"的传统印象不同，这些被发现的早期肺癌患者，经规范治疗后，疾病预后都非常好。据统计，这 179 名检出肺癌的患者当中，98.9% 为肺腺癌，还有 1 例为鳞状细胞癌，1 例为类癌。95.0% 的患者疾病分期均为早期（0~I 期），仅 1 例患者为Ⅳ期肺癌。大部分患者在 CT 上表现为磨玻璃结节。除了Ⅳ期肺癌患者以及一位 88 岁高龄患者之外，剩下 177 名患者进行了根治性手术切除。至 2019 年 2 月，没有任何一名患者死亡，中位随访时间为 38 个月。接受根治性手术切除的患者至 2019 年 2 月未观察到任何人出现疾病复发。

事实上，研究中还提到，尽管女性肺癌发生率在上升，同一时间死亡率却是在下降的。

这"一升一降"之间又隐藏了什么玄机呢？这可能是低剂量螺旋 CT 筛查在中国的广泛推广，使更多肺癌可以被早期发现，经规范治疗后，获得较好的预后。

关注——吸烟肺癌和不吸烟肺癌是两种病

吸烟人群（"老烟枪"）和不吸烟人群相比，吸烟肺癌患者预后更差。

从基因层面来讲，90% 的不吸烟女性肺腺癌患者存在 EGFR 突变、EML4-ALK 融合突变、HER2 插入突变、KRAS 突变中的一种，其中以 EGFR 突变最为多见，突变率达到 79%。后续众多学者也进行了相关研究，证实不吸烟的女性肺癌患者 EGFR 突变比例较高。

而吸烟患者往往没有明确的驱动基因，其突变比较杂乱，我们称之为突变负荷比较重，这类患者对化疗不敏感，治疗预后也不乐观。从基因层面来讲，吸烟肺癌与不吸烟肺癌其实是两种病。

因此，我们强烈呼吁：戒烟刻不容缓。我们并不能因为出现不吸烟女性肺癌发病率较高的现象，就可以对戒烟行动有丝毫松懈。

（陈海泉　郑善博）

这类肺癌好发于"老烟枪"，易转移、复发，怎么办？

肺癌是我国发病率、死亡率最高的恶性肿瘤，对人民健康危害极大。从病理类型来看，我们最常听说的肺癌是腺癌、鳞癌等类型，这些可统称为非小细胞肺癌。之所以有如此"拗口"的命名，是因为还有一类极其特殊的肺癌类型与之对应，被称为小细胞肺癌（Small-cell Lung Carcinoma, SCLC）。

什么是小细胞肺癌？

小细胞肺癌占所有肺癌的 15%~20%。在显微镜下观察，其细胞"个头"小，跟周围组织的黏附比较稀薄，免疫组化染色通常显示 Syn、CgA、CD56 等神经内分泌的指标为阳性。SCLC 的发生与重度吸烟密切相关，其肿瘤恶性程度很高，容易出现复发转移，患者生存期显著短于非小细胞肺癌。可以说，这类肺癌虽然细胞小，但危害却很大，常被我们称为"小恶魔"。

所谓"重度吸烟"，是指吸烟指数 ≥ 400 年 / 支。吸烟指数的定义为烟量（每天的支数）× 烟龄（年数）。若某烟民每天吸烟 20 支（1 包），烟龄达到 20 年，即被视为重度吸烟者。因此，避免吸烟、及早戒烟都对远离"小恶魔"很有帮助。

从病理起源来看，小细胞肺癌来源于大气道黏膜中的神经内分泌细胞，属于神经内分泌肿瘤的一种。但与其他神经内分泌肿瘤不同的是，小细胞肺癌具有分化差、恶性程度高的特点，容易在早期发生血行或淋巴结转移。

由于小细胞肺癌这些独特的生物学行为，其诊治方法与其他神经内分泌肿瘤大不相同，应用常规的神经内分泌治疗药物的效果不佳，而治疗"非小细胞肺癌"的部分药物对其具有较好的疗效。因此，国际性的诊断标准及治疗指南中，肺小细胞神经内分泌癌均归属于胸部肿瘤范畴，而不是常规的"神经内分泌肿瘤"范畴，其治疗手段、治疗药物均按常见的"肺癌"来管理。

如何"揪出"小细胞肺癌？

小细胞肺癌的临床表现与肿瘤大小、类型、发展阶段、所在部位、有无并发症或转移有密切的关系。5%~15% 的患者无症状，仅在常规体检、胸部影像学检查时发现，其余患者或多或少地表现出与肺癌有关的症状与体征，如频繁咳嗽、咯血、胸闷、气急、胸痛等。

对于有吸烟史的高危人群，若出现咳嗽、咯血、呼吸困难、发热、胸痛等症状时，务必尽早完善胸部 CT 等检查。

如果发现有恶性肿瘤征象，则需要通过支气管镜、肺穿刺等方法来取得一定的病变组织，经病理学来明确患者是否为小细胞肺癌。

由于小细胞肺癌容易出现转移，如纵隔淋巴结、骨、脑转移，因此，患者可能首先出现转移灶症状，如纵隔淋巴结压迫可导致声音嘶哑、颜面部肿胀，脑转移可出现头痛、头晕、偏瘫、癫痫发作等，骨转移可引起骨折或疼痛等症状。

此外，由于小细胞肺癌可产生 5- 羟色胺、抗利尿激素等内分泌物质，部分患者可出现相应的全身症状，如哮喘样呼吸困难、阵发性心动过速、稀释性低钠血症、肥大性肺性骨关节病、皮肌炎等，这类现象被称为伴癌综合征。

小细胞肺癌的诊断和临床分期至关重要。临床医生会根据肿瘤的大小、胸部淋巴结的累及以及远处器官的转移情况，将小细胞肺癌分为局限期和广泛期。

因此，在启动治疗前，医生通常会给患者开具胸部增强 CT、腹部增强 CT、腹部 B 超、脑部 MRI、骨扫描或 PET/CT 等检查，以明确小细胞肺癌的分期和下一步的治疗方案。

小细胞肺癌的治疗

总体而言，患者的首诊首治极其重要，小细胞肺癌的治疗方案应根据患者的身体状况、肿瘤侵及范围、临床症状等因素采取多学科综合治疗、个体化治疗的模式，有计划、合理地应用化疗、放疗、手术、免疫治疗等综合治疗手段，以期达到根治或最大程度控制肿瘤的目的，从而提高治愈率、改善患者的生活质量、延长生存期。

1. 局限期小细胞肺癌

顾名思义，局限期（Limited Stage）小细胞肺癌是指肿瘤尚未出现远处转移，暂时局限在胸腔内，可以被放射野完全包括。这类患者的首诊首治极其重要，其治疗目标为根治疾病。与其他类型肺癌不同的是，局限期小细胞肺癌最主要的根治手段是早期联合化、放疗。

那么问题来了，手术切除是很多恶性肿瘤的主要根治手段，而在小细胞肺癌中，手术有没有意义呢？答案是有的，但条件非常严格。临床诊断时，只有不到 5% 的小细胞肺癌处于"适合手术"的分期（即 T1-2N0M0），这就要求肿瘤不能超过 5 厘米，未侵犯胸壁、心包、大血管、气管等重要结构，且经过纵隔镜等检查排除了区域淋巴结转移。而由于小细胞肺癌多为中央型肺癌，生长迅速，极易出现转移（包括区域淋巴结转移和远处器官的转移），因此，手术切除的患者非常有限。对于已经手术切除的早期小细胞肺癌，术后的全身化疗仍然是必不可少的。

由于局限期小细胞肺癌在根治性化、放疗后，仍可能出现疾病的复发和转移，而其中约35%的患者可能出现脑部转移。因此，在完成化、放疗之后，医生通常还会建议患者接受预防性颅脑照射（Prophylactic Cranial Irradiation, PCI），以降低后期发生脑转移的风险。

2. 广泛期小细胞肺癌

由于小细胞肺癌难以早期诊断，大部分患者在诊断时已出现远处器官的转移，没有机会接受根治性治疗，这种情况被称为广泛期。此外，局限期小细胞肺癌在接受根治性治疗后，65%~70%的患者仍会出现疾病复发、转移，这类情况也要按照广泛期小细胞肺癌来诊治。据统计，小细胞肺癌常见的转移器官包括肝、骨、脑、肺、肾上腺等。

对于广泛期小细胞肺癌，药物治疗（肿瘤内科治疗）是最主要的治疗手段，某些情况下可能需要姑息性放疗或其他局部治疗的参与。这些治疗手段的应用，应经过专科医师的充分评判，尽量做到个体化治疗和综合治疗，以实现"延长生存期"和"提高生活质量"的双重目标。

化疗是小细胞肺癌重要的治疗手段，其方案主要由依托泊苷（VP-16）、铂类（顺铂或卡铂）、伊立替康、拓扑替康、紫杉类等药物组成。化疗在小细胞肺癌的根治性治疗和姑息性治疗中均发挥了关键作用。

近年来，随着免疫治疗时代的到来，在化疗基础上联合免疫治疗药物的方案，显著延长了患者的生存期，使疾病进展或死亡的风险降低了30%，实现了广泛期小细胞肺癌治疗30多年来的重大突破。

因此，科学合理地使用各类抗肿瘤药物，包括化疗、免疫治疗、抗血管生成治疗等，对局限期和广泛期小细胞肺癌均具有重要价值。

多学科个体化方案带来新希望

小细胞肺癌是一种与吸烟密切相关、恶性程度高、侵袭性强、易发生转移和复发的肺癌类型。

对大多数患者而言，联合放、化疗是局限期小细胞肺癌的主要根治模式；而对于广泛期或疾病复发的患者，（胸部）肿瘤内科治疗是最重要的手段。具体治疗方案需要在全面评估的基础上，结合胸外科、胸部肿瘤内科、放疗科、影像科、病理科等多学科专家意见，进行个体化决策。

虽然小细胞肺癌的治疗在近年来取得了很大的进步，但总体而言，其远期疗效与我们的期望还有不小差距。我们相信，随着生物医学及各类相关技术的快速发展，小细胞肺癌的诊治将会出现革命性突破，从而造福广大的小细胞肺癌患者。

（王佳蕾）

No. 1656809

处方笺

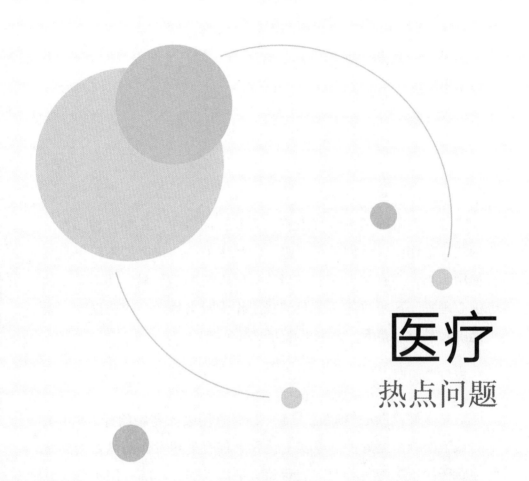

医疗
热点问题

医师: _____

临床名医的心血之作……

呼吸系统慢性疾病

哮喘、慢阻肺的吸入治疗，
这些误区你避开了吗？

哮喘、慢阻肺是慢性气道病，需要长期治疗、长期管理。在多年的临床工作中，我们发现了吸入治疗中的一些误区，不仅仅是装置使用不当，还有装置存放不当、对吸入药的不了解导致不必要的恐惧心理等。这里讲述一下我们在工作中常见的几个用药误区，希望能给大家一个警示，大家可千万要避免哦！

自行减量可以吗？

王先生被诊断患哮喘已有 5 年，一直用吸入药物治疗。5 年来他自认为控制得挺好的，事实上他每天都有气喘发作而需要用到缓解症状药沙丁胺醇气雾剂，表示每天都有发作，哮喘控制不佳。原来医生让他每天按规律两次吸入预防发作的哮喘控制药物沙美特罗替卡松吸入剂，而他自己减量了，一直都是每天吸入一次。

小贴士
哮喘正确评估、规范用药非常重要。

怀孕了，还能吸入激素吗？

张女士一家最近有喜事，新婚不久的她怀孕了。紧接着烦恼也来了，她因为哮喘急性发作进了急诊室。原来她怀孕后怕吸入激素对胎儿有不良反应，自己将药停掉了。

小贴士

孕期哮喘需要综合管理，为了孕妇和胎儿的安全，规范治疗更加重要。

激素会影响孩子生长发育吗？

陈女士的孩子 6 岁了，诊断患了哮喘，医生给开了吸入激素。陈女士很纠结，激素会影响我孩子的发育吗？因为害怕激素有影响，不敢给孩子用药。

小贴士

吸入激素主要作用于呼吸道，正确用药则全身吸收非常少，对儿童相对是安全的，无须有恐惧心理。若儿童哮喘控制不佳，反复发作，对身体的危害更大。

药怎么那么快就用完了？

白女士有哮喘，家里备有长期用的吸入药物。有一天发现原本可以使用 1 个月的药，只用了 6 天就没药了。"探案"后发现，原来家里来了个小客人，看吸入装置长得好看，以为是玩具，拿来玩了。

小贴士

吸入装置制作精美，容易被小孩当作玩具来玩，需要存放在儿童拿不到的地方。

用药后，我的嗓子为什么坏了？

张女士最近在医院诊断为哮喘，医生嘱其长期吸入激素控制，用药 2 周后，张女士说我的嗓子很不舒服，一直疼，说话发音也是哑的，而且口腔还有白斑。原来她每次吸入激素后没有漱口，所以吸入含激素的药物后一定要漱口。

（金美玲）

哮喘急性发作时才需用药?

支气管哮喘是一种气道慢性炎症性疾病，全球哮喘患者总数已超过 3 亿人，严重威胁人类健康。虽然目前哮喘仍无法"根治"，但是通过规范治疗，可以有效控制哮喘症状，提高患者生活质量。当前哮喘的控制情况并不理想，超七成哮喘患者未规范治疗，饱受哮喘之害；部分哮喘患者平时未规律用药，急性发作时才临时抱佛脚；一些患者坚持认为"是药三分毒"，过度担心药物毒性与不良反应，症状好一些就自行停药。

哮喘为什么需要长期控制呢?

哮喘是一种常见的慢性气道炎症性疾病，与糖尿病、高血压等慢性疾病一样，哮喘需要长期治疗。从致病机制上说，该慢性炎症所导致的气道高反应性，可引起反复发作的喘息、气急、胸闷或咳嗽等症状，且随着病程迁延，后期会出现气道结构改变即"气道重塑"。因此哮喘长期治疗的目的除了减轻症状、抗击慢性气道炎症外，还可保护我们的肺功能。

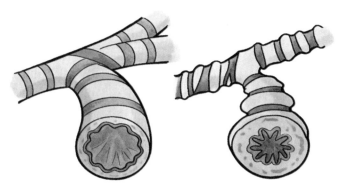

图 36　支气管哮喘

有一种哮喘称为"脆性哮喘"，它是一类比较罕见的、严重的、发病凶险的、反复发作的哮喘病。该类患者在多数情况下无或仅有很轻的哮喘症状，发作前常无明显诱因，但可出现严重的发作，有时甚至达到危及生命的程度。例如：著名歌星邓丽君因感冒引起哮喘急性发作，再加上交通堵塞延误治疗，最终经抢救无效逝世。花样滑冰运动员羽生结弦 2 岁时患支气管哮喘，通过规范治疗和科学的体能训练，哮喘控制良好。可见哮喘患者长期、规范用药有多么重要。坚持长期控制，能有效减少哮喘的急性发作，从而降低由于急性发作导致的各种高危症状，提高生活质量。

哮喘急性发作的时候应该怎么用药？

我们现在来谈谈哮喘急性发作的表现及自救措施。

哮喘可在隐匿的情况下诱发，比如遇到香水、花香、柳絮后；有人在大扫除、整理衣柜后诱发；有人因运动、情绪激动或感冒诱发。发作后的表现各不相同，有的患者自述为胸闷、气短，有的描述为夜间憋醒、气闷；一部分患者自己可闻及哮鸣音。

当哮喘急性发作时，患者应该意识到"这是一次发作"，自我急救措施具体有：

（1）用峰流速仪自测"呼气峰流速"（PEF）；

（2）用沙丁胺醇（SABA）急救；

（3）用含有 ICS/ 福莫特罗的药物急救，如信必可、启尔畅等；

（4）增加平时控制用药的剂量，如舒利迭 250 增加到 500、信必可 160 增加到 320 等；

（5）可短期口服 40~50 毫升 / 天的泼尼松；

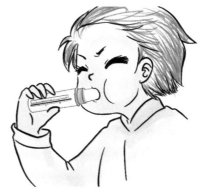

图 37　自测肺功能

（6）如对上述处理无效，赶快到相应医疗机构接受治疗。

平时不发作时，是否可以不服药呢？

不能理解为不发作的时候就可以不服药。哮喘可分为急性发作期、慢性持续期和临床缓解期。慢性持续期和临床缓解期属于非急性发作期。慢性持续期是指每周均不同频度和（或）不同程度地出现喘息、气促、胸闷、咳嗽等症状；临床缓解期是指患者无喘息、气促、胸闷、咳嗽等症状 4 周以上，1 年内无急性发作且肺功能正常。

慢性持续期治疗目标在于达到哮喘症状的良好控制，维持正常活动水平，尽可能减少急性发作、肺功能不可逆损害和药物相关不良反应的风险。其长期治疗主要以药物吸入治疗为主，强调规律用药，应遵循分级治疗和阶梯治疗的原则。

预防哮喘发作的最主要措施也是规律用药。哮喘的发作间歇气道炎症仍然未完全消除，只是通过激素等药物将急性炎症进行控制。如果后续不能规律用药，轻微的诱因都可能导致哮喘发作。所以哮喘患者应该规范、规律用药。

哮喘控制得比较好了，可以停药吗？

可以根据医嘱调整用药，不能盲目停药。当哮喘症状控制好时，切记不能怕激素不良反应什么的盲目停药，容易导致哮喘病情恶化。整个哮喘治疗过程中需要连续对患者进行评估、调整并观察治疗反应。当哮喘症状得到控制并维持至少 3 个月，且肺功能恢复正常并维持平稳状态时，可考虑降级治疗（降级治疗其实也是依据 GINA 的哮喘阶梯治疗原则，只不过方向相反，药物级别下降而已）。关于降级的最佳时机、顺序、剂量等方面的研究甚少，降级方法则因人而异，主要依据患者目前治疗情况、风险因素、个人偏好等。如降级过度或过快，即使症状控制良好的患者，其发生哮喘急性发作的风险也会增加。完全停药有可能增加急性发作的风险。

降级治疗原则有以下几点：（1）哮喘症状得到控制且肺功能稳定 3 个月以上，可考虑降级治疗。如存在急性发作的危险因素，如 SABA 用量每月 >1 支（200 喷 / 支）、依从性或吸入技术差、FEV1 占预计值 <60%、吸烟或暴露于变应原、痰或血嗜酸粒细胞增高、存在并发症或有重大心理或社会经济问题，或存在固定的气流受限等，一般不推荐降级治疗。确需降级也应在严密的监督和管理下进行。（2）降级治疗应选择适当时机，应避开患者呼吸道感染、妊娠、旅行期等。（3）每 3 个月减少吸入性糖皮质激素（ICS）剂量 25%~50% 通常是安全可行的。（4）每一次降级治疗都应视为一次试验，有可能失败，需要密切观察症状控制情况、PEF 变化、危险因素等，并按期随访，根据症状控制及急性发作的频率进行评估，并告知患者一旦症状恶化，需恢复到原来的治疗方案。

（陈智鸿）

如何正确使用吸入剂?

沙丁胺醇

每次 1~2 喷,前一喷结束后至少等待 1~2 分钟再进行下一喷,必要时可每 4~6 小时重复 1 次,但 24 小时内不宜超过 6~8 次。按需间歇使用,不宜长期单一使用,也不应过量使用,过量使用易导致骨骼肌震颤、低血钾、心律失常。

布地奈德福莫特罗

由于药粉剂量很少,使用吸入时,患者可能感觉不到,误认为装置中没有药粉,如何判断吸入动作是否正确呢?

在吸嘴口蒙一块深色布,按照正确吸入法做出吸入动作后,如果发现药粉黏在深色布上,说明吸入动作是正确的。当然用药时需要把这块布去掉。

如何清洁吸嘴?用干布或干纸巾把吸嘴外侧擦拭干净,严禁使用水和液体擦拭吸嘴。

沙美特罗替卡松

在日常使用中,应注意吸入药物贮存的条件,将吸入剂贮存在常温中，因为药物保存的温度过低，会使药物性状改变，药物粉末吸潮后会因潮结块，达不到应有的治疗效果。

有些患者还因吸不出药物，就用利器扎开吸入器，这种做法也是不妥的。

噻托溴铵粉雾剂

患闭角型青光眼、前列腺增生或膀胱颈梗阻的患者应谨慎使用。吸入药物后可能会口干，长期会造成龋齿。药物应密封保存，仅在用药时取出，取出后应尽快使用，否则药效会降低，不小心暴露于空气中的药物应丢弃。一天不能超过一次。

常见吸入剂使用误区

未采取端坐位，吸入器端口对着上颚或下颚，深吸气时药粉多留于口腔。

深吸气时口对着端口，将药粉吹散。

深吸气与深呼气流速不够，时间短。

深吸气末拿出装置后未闭口捏鼻，致使部分药物随呼吸呼出。

气雾剂使用前未摇匀药液。

吸药完毕后未漱口或使用热水漱口，促使口腔黏膜吸收少量药物。

药物储存不当，放入冰箱等潮湿处，干粉吸潮结块无法使用。

未规范使用，随意增减剂量或停用吸入剂，哮喘患者每3个月需要主治医生评估病情，分级指导吸入剂用量，以达到最佳控制效果。

掌握正确的吸入方法是关键基础，初用者需要反复练习1周左右，这样既避免了医药费用的浪费，又可控制疾病的发展，提高生活质量。

（周莹）

吞云吐雾——雾化吸入你做对了吗？

患者：护士，我已经雾化吸入了半个小时，还见有雾气出来，这是机器出问题了吧？

护士：你这样的体位做雾化是不正确的。

患者：我有点累，就躺着吸，吸了半个小时机器里还有药物没用完。

护士：这样吧，让我们一起来学习一下雾化吸入的小知识。

什么是雾化吸入治疗呢？

雾化吸入治疗是指将支气管扩张剂、抗生素或者抗真菌药物等制成气溶胶，以烟或者雾的形式经口腔、鼻腔或气管（包括气管切开管）吸入到气道和肺脏，从而达到治疗疾病或者延缓症状的一种治疗手段。它是稀释痰液、消除炎症、解除支气管痉挛、改善通气的重要手段。

雾化吸入治疗的优点有哪些？

（1）直达病灶：能够使药物直接到达气道或者肺脏。

（2）用药量少：雾化治疗相较全身用药所需剂量较少。

（3）起效迅速：药物起效时间较口服药物快。

（4）不良反应小：与全身性药物治疗相比，药物不良反应较小。

如何正确操作雾化吸入呢？（以射流雾化为例）

将药液注入雾化器瓶中，气源管一端接氧气（或家用雾化器接口），一端接雾化器底部，打开氧气开关，调节供气压力0.3兆帕时，氧气流量≥4升/分钟，手持雾化器，把喷气管放入口中舌根部，紧闭口唇（或将面罩扣于口鼻处）通过深而慢的吸气进行雾化吸入，时长10~15分钟，治疗结束后关闭氧气（住院期间由护理人员操作）。

⚠️注意	
请勿将药液杯组件倾斜45度以上，且避免剧烈摇晃。 • 否则药液洒落，可能导致无法吸入规定的用量，引起症状恶化。	 禁止

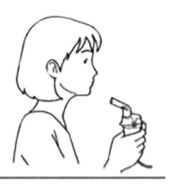

图38 雾化器使用方法

雾化时用嘴吸还是用鼻子吸？

由于鼻腔的口径较口腔小，而且黏膜鼻甲弯曲，粒子经过时更易沉降。当药液经过鼻腔时，许多直径较大的颗粒会黏附在鼻腔内壁，因此到达肺泡或者小气道的粒子数量减少，所以气雾吸入经口腔比鼻腔恰当。

面罩式喷头可以同时经口、鼻腔吸入，是雾化时的绝佳选择。

氧流量为什么需要≥ 4 升 / 分钟?

氧流量过小,动力能量不够,可能雾化颗粒直径达不到 2~6 微米,从而无法顺利进入下呼吸道。氧驱雾化吸入时一般建议氧流量要调至 6~8 升 / 分钟,能满足上述要求。

雾化吸入还要注意什么呢?

(1)雾化吸入前半小时尽量不要进食,避免雾化过程中雾气刺激气道,从而引起呕吐。

(2)吸入治疗时采取舒适体位,雾化后痰液稀释刺激咳嗽,可进行翻身拍背,促进排痰。

(3)避免让雾化液进入眼睛,否则会引起眼部不适,误入须立即使用清水清洗。

(4)雾化前不要涂抹油性面霜。

(5)雾化吸入后进行漱口,防止药液在口咽部聚积。并将装置的口嘴、面罩和加药部分配件在流动水下冲洗干净,晾干备用,并定期消毒。

(6)雾化过程中,如有任何不适症状请立即停止治疗。

(钟思佳 姚利)

呼吸系统急症

他为何反复住进 ICU？

患者老吴是一位 69 岁的大爷，有 30 多年的吸烟史。老吴在 10 多年前就被诊断为慢性阻塞性肺疾病，但他并没有做到规律吸入支气管舒张剂，大多数是在气喘发作时，才按他的需要吸入沙丁胺醇缓解症状。

2013 年，老吴第一次因为胸闷气喘、咳嗽咳痰加重被送到了医院急诊抢救室，经过抗感染、止咳平喘、抗炎等治疗后出院了。当时医生叮嘱老吴一定要戒烟，并对他进行了戒烟宣教和用药宣教，可老吴并没有按时回医院参与门诊随访。

就这样过去 4 年，2017 年 11 月，老吴再次因慢阻肺急性加重来到医院抢救室。询问病史时医生发现，这个老吴似乎很固执，这次发作前的几年里，仍然没有规律地吸入药物治疗。而此时他已经存在比较严重的低氧血症，出院后还需要进行家庭氧疗。这一次出院后，医生再次叮嘱他要严格规律地使用吸入药，给他开了 ICS/LABA+LAMA 这几种联合药物治疗。

此后的几乎每一年，老吴的慢阻肺病都要急性加重两次到三次。2020 年，因他的肺功能进一步恶化，出现了 II 型呼吸衰竭，开始了他家庭无创呼吸机和吸氧机氧疗的生活模式。在用药方面，老吴继续使用医生开具的三联方案进行治疗，但此时他的活动耐力已经明显降低了，洗澡或者是步行百米左右，都会感到气喘吁吁。于是，逐年气喘加重的情况致使老吴这两年基本上出不了门。

2022 年 8 月的一天，老吴又因严重的胸闷、憋喘被救护车送到了医院的抢救室，此时的老吴已经不能平卧，并且离不开呼吸机，呼吸频率快，呼吸费力，血气分析又提示是 Ⅱ 型呼吸衰竭。此时给予他的吸氧浓度已经高达每分钟 20L。医生问他在家是如何用药的，结果老吴的家属回答说，从这次气喘加重开始，他就已经上气不接下气，根本无法完成吸入预制药物的动作，因此至少有两三天他没有吸入常规药物，只能勉强偶尔用沙丁胺醇喷雾快速在嘴里喷一下。由于气短严重，老吴自己也表示，感觉药物基本上都没有被吸到肺里，喷到嘴里就出来了。而且他也没办法吃饭，只能是家人掰面包一口一口喂他吃，每喂一口就要解下呼吸机面罩，给他塞进嘴里后赶紧戴上。

这一次老吴入院后又得到了医生的积极抢救，几乎什么办法都用上了，又是调整呼吸机参数又是糖皮质激素、止咳平喘、抗感染治疗，同时还给他加用了雾化吸入连接在呼吸机管路上，经过两三天的治疗，老吴总算是缓了过来。而且在出院时，老吴基本上可以脱离呼吸机了，在鼻导管吸氧的状态下，他还能吃完一顿饭菜，雾化也能通过口含装置顺利完成。就这样，老吴和他的家人都满心欢喜地回家了。

这次出院前，呼吸与危重症医学科的医生们严肃地叮嘱了老吴，口服糖皮质激素一定要按照要求才能逐步减量，雾化药物治疗每天 3 次必须按时做，也仔细指导了他如何做好装置的清洗，避免继发感染。

本以为这次已经吸取教训的老吴不会再这么快地"重返抢救室"了，出乎所有人意料的是，还不到 1 个月，就在 3 个星期后，老吴的家属又突然出现在病房门口，哭着跟医生说："老吴又不行了，这次比上次还严重……"

这次又到底是什么原因导致他的病情变化呢？原来，老吴回家后把自己用的药物挨个都上网查了一下。网上有人说，激素对人体损害很大，最好不要吃，他没吃两天自行停药了。老吴的老伴觉得这次治疗这么有效，是医生把呼吸机调设得好的功劳，他俩经过一番讨论后，觉得吸不吸药物差别也不大，因为之前吸过支气管扩张剂这么多年，没有见好。因此眼看雾化药物快没有了，便从一天3次减到1天2次，甚至1天1次，最后干脆就停了。就这样，老吴又进了抢救室……

日常接诊中，像老吴这样的例子还不少，有许多慢阻肺患者都是在医院内病情控制得非常好，出院后就放松了警惕。大家都认为出院后人很舒服，就理所当然地认为这次住院很成功，疾病就基本治愈。出院后把医生给开的药物陆陆续续吃完，就以为疾病痊愈了，自行停药，也不复诊。没想到擅自停药后给自己惹来麻烦。其实，慢阻肺急性加重后的患者，即便是出院回家后，一些药物也要在医生的指导下逐步减量至停用，而有一些药物是需要长期使用的。

慢阻肺患者若已经呼吸衰竭，吸入药物还有用吗？急性加重后激素到底能不能用？急性加重出院后医生开的药哪些能停、哪些不能停？

这个故事涉及一个关键问题，慢阻肺急性加重出院后，医生开给患者的药，都能停还是都不能停？这也是许多慢阻肺患者共同关注的问题。

慢阻肺患者的吸入药物主要是支气管舒张剂如抗胆碱药物和β2-受体激动剂，部分患者还会吸入糖皮质激素或化痰药物。支气管舒张剂顾名思义就是舒张支气管，也就是通常所说的"解痉"作用，可以改善患者临床症状和肺功能。因此，无论患者是稳定期还是急性加重期，是轻症还是呼吸衰竭，吸入支气管舒张剂是必不可少的。

在吸入方式上，医师则通常会根据患者疾病的严重程度、疾病状态以及吸药能力（配合度）来选择是定量吸入（预制装置）还是雾化吸入（用氧气驱动或超声机器驱动）。对于呼吸衰竭的患者，如果能有力气主动吸入药物且动作协调，可以选择预制装置吸入药物，但如果气喘明显，或人无力，或动作不能协调，则建议选择雾化吸入药物。使用呼吸机的患者也可以将雾化器连接在呼吸机管路上。切记不可随意停药。

全身应用糖皮质激素可以缩短患者康复时间，改善肺功能和提高氧饱和度水平，降低早期反复和治疗失败的风险，缩短住院时间。慢阻肺急性加重的患者应在使用支气管舒张剂的基础上，加用静脉或口服糖皮质激素（简称激素）。虽然激素使用时间长短尚有争议，但大致上的疗程在 1 到 2 周，从起始剂量逐步减停。为避免激素使用带来的不良事件，通常医生都会给患者配备激素"好伴侣"一起服用，包括胃黏膜保护剂、补钙药物。若患者本身有糖尿病等基础疾病，需提醒患者多监测血糖，适当调整降糖药物剂量。

像患者老吴这种情况临床上也遇到很多，急性加重出院后医生开的药哪些能停、哪些不能停，这个问题是所有患者及其家属共同的疑惑。到底该如何做呢？慢阻肺病急性加重最常见的原因是上呼吸道和气管、支气管感染，气道内细菌负荷增加或出现新的菌株。因此如果痰量明显增加、痰液变脓痰多提示有细菌感染，会给予抗菌药物治疗。但通常情况下，抗菌治疗有疗程，随着炎症指标和临床症状的好转，出院后抗菌药物可以停药。在急性加重期，患者可能痰多、痰不易咳出或咳嗽剧烈，医师会对应给予化痰、止咳的药物，如果出院后症状已明显缓解或消失，则相关药物可以停用。上文所述的支气管舒张剂是慢阻肺患者的基础用药，即便出院后患者自我感觉良好，仍需要坚持每日使用。

有没有什么办法能延缓慢阻肺病的疾病进展？有效预防急性发作呢？

慢阻肺是一个可防可治的慢性疾病，对于高危人群，建议尽早戒烟，做好个人防护，避免粉尘烟雾环境的长期暴露，定期检查肺功能。已明确诊断为慢阻肺的患者，应掌握药物的吸入技术，规范用药。稳定期时可以定期进行流感疫苗和肺炎球菌疫苗接种。急性加重出院后的患者也建议尽早进行肺康复训练，平时多注重加强营养，尤其是优质蛋白的摄入。

（陈淑靖）

呼吸衰竭：ICU 常见临床综合征

呼吸衰竭（respiratory failure）是由于肺通气不足、弥散功能障碍和肺通气／血流比失调等因素，使静息状态下吸入空气时出现低氧血症和（或）二氧化碳潴留，从而引起一系列生理功能和代谢紊乱的临床综合征。呼吸衰竭会出现呼吸困难、胸闷、发绀等症状。

呼吸衰竭的判断标准为：在海平面大气压下，于静息条件下呼吸室内空气，并排除心内解剖分流和原发于心排血量降低等情况后，动脉血氧分压（PaO_2）低于 60 毫米汞柱（8.0kPa），或伴有二氧化碳分压（$PaCO_2$）高于 50 毫米汞柱（6.67kPa），即诊断为呼吸衰竭。

病程分类

急性呼吸衰竭：由于突发因素导致呼吸动力不足、阻力增加或换气功能损害，也可能是呼吸功能突然衰竭，机体难以代偿，病理生理改变较严重，如不及时抢救，会危及患者生命。

慢性呼吸衰竭：多见于慢性呼吸疾患，如慢性阻塞性肺病、重度肺结核、肺弥漫性纤维化等，其呼吸功能损害逐渐加重，虽有缺氧和（或）二氧化碳潴留，但患者机体已充分代偿，临床症状和病理生理改变多较轻，部分患者仍能从事一定活动。

慢性呼吸衰竭急性发作：慢性呼吸衰竭患者一旦并发呼吸道—肺感染，或因其他原因增加呼吸负荷，则发生失代偿，出现严重缺氧、二氧化碳潴留和酸中毒的临床表现。

血气分析分类

Ⅰ型呼吸衰竭又称为单纯低氧血症型呼吸衰竭：$PaO_2<60$ 毫米汞柱；$PaCO_2<45$ 毫米汞柱，一般是由于 V/Q 失调、弥散功能障碍和肺内由右至左的分流量增加所致。

Ⅱ型呼吸衰竭又称高碳酸血症型呼吸衰竭：$PaCO_2>50$ 毫米汞柱；$PaO_2<60$ 毫米汞柱，主要见于肺泡通气不足，也见于严重 V/Q 失调。

导致呼吸衰竭的几大因素

（1）气道阻塞的疾病。如急性喉头水肿，异物吸入阻塞气道，肿瘤阻塞或压迫气道，毛细支气管炎，支气管哮喘，肺水肿，肺泡炎，肺不张及肺栓塞等。

（2）导致肺水肿的疾病。如急性心肌梗死左心衰竭，各种原因的休克，补液过量等。

（3）胸廓和胸膜疾患。如胸膜粘连，增厚，气胸，胸腔积液，脊柱侧弯，高度肥胖等。

（4）呼吸肌功能障碍。如重症肌无力，肌营养不良，限制横膈活动的疾病等。

（5）神经系统疾病。如脑外伤，脑血管意外，流行性乙型脑炎，脑脊髓膜炎，多发性神经炎，颅内肿瘤，肌萎缩症，严重的肝肾疾病均可损害呼吸中枢的功能，导致中枢性呼吸衰竭，另外镇静药、麻醉药等也会引起呼吸衰竭。

呼吸衰竭的治疗

治疗原则：①保持呼吸道通畅；②合理氧疗；③增加通气量，改善二氧化碳潴留；④纠正酸碱平衡失调和电解质紊乱；⑤抗感染治疗；⑥防止消化道出血；⑦抗休克；⑧营养支持。

其中氧疗是改善低氧血症的主要手段。氧疗目的是通过提高肺泡氧分压，增加氧弥散能力，提高 PaO_2。改善组织缺氧常见的给氧方法为鼻导管、面罩给氧。

不同呼吸衰竭类型，氧疗指征、给氧方法不同。

Ⅰ型呼吸衰竭：多为急性呼吸衰竭，应给予较高氧浓度氧气吸入，通常要求氧疗后 PaO_2 维持在接近正常范围；

Ⅱ型呼吸衰竭：给予低流量（1~2L/分钟）、低浓度（<35%）持续吸氧，通常要求氧疗后 PaO_2 维持在 60 毫米汞柱或 SaO_2 在 90% 以上。二氧化碳潴留的患者，如果长时间吸入高浓度的氧气有导致病情加重的可能。

由此可见氧气不是吸得越高越好的，要严格按照医生的医嘱来执行。

（何佳丽）

服用华法林需要忌口吗？

华法林为香豆素类口服抗凝药，口服后可以预防和治疗血栓栓塞性疾病。但是，华法林与许多药物或食物同服时都会产生相互作用，不仅影响华法林的抗凝作用，同时容易引发不良反应。当患者口服华法林进行抗凝治疗时，应尽量保持饮食结构的平衡，不要盲目添加营养品，并应定期监测血浆凝血酶原时间（PT）和国际标准化比值（INR）。

哪些食物及中草药会影响华法林的抗凝作用

增强抗凝作用：芒果、葡萄柚、鱼油、蜂王浆、大蒜、生姜、辣椒、木瓜、龟苓膏、月见草、丹参、当归、银杏、甘草、丁香、茴香、甘菊、白菊花等。

减弱抗凝作用：鳄梨、豆奶、海藻、富含维生素 K 的食物（绿叶蔬菜、花菜、甘蓝、胡萝卜、蛋黄、猪肝、绿茶等）、白毛茛、贯叶金丝桃、水飞蓟、人参、西洋参及茶叶等。

这些食物过量会引发什么不良反应

研究发现，不少中草药以及食物会与华法林发生增强或减弱抗凝作用、加重出血的危险性或显著增加血栓栓塞性并发症的发生。所以当我们的饮食习惯改变时都应增加 INR 以及 PT 的监测次数。

这些食物都能影响药物抗凝作用，我们是不是应该避免呢？

不用，我们只需要在维持饮食相对平衡的前提下，减少摄入这些食物。毕竟蔬菜、水果可以提供其他营养成分，对整个机体的健康是必要的。

一些西药对华法林是不是也有影响作用

不仅有与华法林相互作用的西药，还有不能联用的药物。

增强抗凝作用的有：非甾体消炎药（阿司匹林、布洛芬、吲哚美辛、塞来昔布等）、广谱抗生素（氯霉素、红霉素、头孢唑林等）、胺碘酮、他汀类降脂药物、磺胺类药物、口服降糖药、胃酸分泌抑制剂、甲状腺素等。

降低抗凝作用的有：利福平、苯妥英钠、卡马西平、巴比妥类药物、螺内酯、美沙拉秦、利巴韦林、口服避孕药、雌激素以及含有维生素 K 的制剂（善存片）等。

不能与华法林联用的有：链激酶、尿激酶等。

服用华法林有不良反应吗？

华法林服用过量容易导致各种出血。早期表现为瘀斑、紫癜、牙龈出血、伤口出血经久不愈、月经量过多等。并且出血可在任何部位特别是泌尿和消化系统：比如小便见红、大便隐血，也可见颅内血肿和穿刺部位血肿等。当然也有少见的不良反应，如恶心、呕吐、腹泻、瘙痒性皮疹、过敏反应及皮肤坏死等。

特别提醒：切忌过量服用！

如何预防出血

（1）不要用手挖鼻，多用棉签蘸水湿润清洁鼻腔。

（2）不要吃坚硬粗糙的食物，进食后多漱口，用软毛刷刷牙，平日观察牙龈有没有出血。

（3）平日衣着服装选柔软宽松的穿，不要留长指甲，防止抓伤。

（4）注意观察自己的大小便颜色，有没有小便发红、大便发红发黑。

（5）观察身上有没有出血点，如果身上有伤口，按压止血的时间长一定要及时就医。

（6）保持心情愉快，避免情绪激动与他人争吵，防止跌倒。

（7）避免搬运重物、解大便的时候不要用力屏气。

（8）自行服用其他药物时需仔细阅读药物说明书，避免药物及食物与华法林引起相互作用。

（朱丽莉　秦琦）

呼吸系统感染性疾病

抗生素莫乱用

家住甘肃农村的张老伯今年 60 岁，过去 8 年他一直受"胸闷气喘、咳嗽咳痰"的困扰，曾被诊断为慢性支气管炎、肺气肿等疾病。

张老伯在上海工作的子女多次想带他到上海的医院仔细检查身体，可他偏就不愿意，还称自己有"灵丹妙药"，非常有效，一吃就神清气爽，浑身都舒服，隔三岔五他就会吃上一两次，顿时胸不闷、气不喘，咳嗽咳痰的毛病也会好转。但这两种药似乎每次只能管用两三天，隔几天又开始胸闷咳嗽……今年 11 月 22 日，张老伯到上海看子女，这次，子女果断带他到医院就诊，想为父亲彻底检查一下身体，结果一检查就查出张老伯为慢性阻塞性肺疾病，也就是我们所说的慢阻肺。

我们问他："这种药你都不知道具体治什么病，你就敢一吃吃 8 年之久，难道不怕危险吗？"他的回答暴露出绝大多数擅自服药患者的问题。

从被诊断为肺气肿，到确诊慢性阻塞性肺疾病，张老伯的病程跨越了 8 年时间，已经不算短。可就是这么漫长的几年时间里，他居然一次都没有接受过正规治疗，而是一直服用不知道治什么病的药……

张老伯告诉医生，他根本没去医院就医，就在村里卫生所随便开了点药，而且他还无比得意地告诉医生，他有一种一吃就灵的药，8年来从不离身，堪称"灵丹妙药"……说着就掏出手机给医生看。医生一看都傻眼了，因为这种药现在不再作为常规处方药，它有潜在的抑制骨髓作用，已被世界卫生组织（WHO）列入2A类致癌物清单。

张老伯给医生们展示的药，叫氯霉素片，他这8年来一直当"宝贝"一样随身携带，从没有离过身。但当医生看到这张图时，却感到十分震惊和诧异。

根据张老伯儿子所提供的信息，"只要他一有不舒服（无论全身任何哪个部位不舒服），老爷子都会隔三岔五地吃这种药，只要一吃，精神就好了，三五天不吃就浑身难受……"张老伯暴露出来的问题，也是绝大多数临床中遇到的擅自服用药物的患者共同存在的问题，仅仅因"服用后舒服"，就对某种不知来历和功用的药物深信不疑。

药物使用不当，不良反应增加，导致对抗生素耐药，潜在骨髓抑制，甚至致癌……严重认知不足导致的后果不堪设想。

氯霉素属于抗生素，属抑菌性广谱抗生素，但目前在临床上通常不再作为常规处方药。2017年，世界卫生组织（WHO）国际癌症研究机构公布的致癌物清单初步整理参考，氯霉素在2A类致癌物清单中。2019年，氯霉素被列入禁止使用的药品及其他化合物清单，主要不良反应是抑制骨髓造血，由于其对血液系统的毒性较大，已较少用。老年患者组织器官功能减退，自身免疫功能亦降低，氯霉素可致严重不良反应，故老年患者更应慎用。长期服用抗生素可致耐药，若发生慢阻肺急性发作合并感染，很可能导致抗感染疗效不佳，使疾病加重，甚至呼吸衰竭。

其实张老伯若早就来做肺功能检测，尽早诊断出来罹患慢阻肺病。如果早在 8 年前就开始治疗，现在他的肺功能会比现在好很多，他的胸闷气喘、咳嗽咳痰的情况也会好很多。但他因为认知不足、不听劝，不到正规医院就医，导致病情拖延至今越来越严重，随时可能有急性发作、合并感染的风险。加上长期擅自服药，如果慢阻肺急性发作合并感染，很可能导致抗感染不佳，使疾病进展加速，甚至导致呼吸衰竭，危及生命。

如果你出现和张老伯一样"反复胸闷、咳嗽咳痰"等呼吸道的症状，怀疑自己有呼吸道疾病，最好是能到正规医院做肺 CT 和肺功能检测以明确诊断，一定不要擅自服用药物。现在国内已经有专门针对慢阻肺诊断的量表，询问一下当地医生，先进行量表评估，若发现问题，及时到上级医院做肺部检测，如肺部 CT 和肺功能检测，应尽早明确诊断，及时治疗。

（佘君）

揭秘你不了解的放射性肺炎

在胸部肿瘤患者临床治疗过程中，放射性肺炎作为一种常见并发症，放射性治疗容易造成患者的肺部功能损坏，严重时可直接威胁患者的生命安全。所以，放射性肺炎的早发现、早确诊、早治疗，对患者身体健康非常重要。

什么是放射性肺炎？

放射性肺炎（radiation pneumonitis，RP）是由于肺癌放射治疗后，在放射野内的正常肺组织受到损伤而引起的急性淋巴细胞性肺泡炎的渗出性炎症。

放射性肺炎会有哪些症状，我们又该如何缓解呢？

对于放射性肺炎，轻者无症状。有些可能在放射治疗后立即出现刺激性咳嗽，多数在放射治疗 3 个月后出现症状，个别在停止放射治疗半年后出现刺激性干咳，通常以夜间咳嗽为主要表现。

小贴士

可以将室内温度调控在 22℃，湿度调控在 65%，并含服润喉片缓解症状；保证规律作息；保持舒适的体位姿势，以侧卧姿势入眠，醒后则更换为半坐卧位。在白天体力好时可多下床活动，多做腹式呼吸、缩唇式呼吸、伸展四肢等运动。

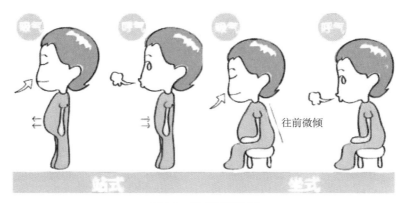

往前微倾

图 39　腹式呼吸练习

放射性肺炎一般不发热或低热，偶有高热，体温高达 40℃。

小贴士

高热时可以选择用冰袋冷敷 5 分钟，或者用低浓度酒精擦拭太阳穴、腋窝、颈部、腹股沟，同时多饮水；退热后通常会大量出汗，需要及时擦干身体并更换清洁干燥的衣物。同时还需要营养支持，饮食方面以高热量、高蛋白、易消化的清淡食物为主。

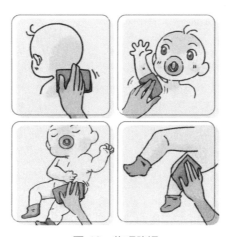

图 40　物理降温

随肺纤维化加剧逐渐出现呼吸困难。易发生呼吸道感染而使症状加重，出现发绀。

小贴士

帮助患者采取坐位或半卧位休息，并指导其深呼吸以及为其拍背排痰。必要时及时拨打急救中心电话120并送医。

（孙怡颖）

此肺炎不是彼肺炎

　　门诊经常碰到咨询间质性肺炎（ILD）的患者，通常拿着体检中心的 CT 报告，有的患者认为得了间质性肺炎要赶快消炎治疗；有的会上网查资料，认为间质性肺炎就是肺纤维化。那么间质性肺炎是肺炎吗？它与肺炎有什么差别呢？

　　首先需强调一下肺炎的定义，肺炎指感染性肺实质炎症，感染原通常为细菌、病毒和非典型病原体（如果肺部感染了结核和霉菌，通常有特定的疾病诊断，比如肺结核、肺曲霉菌病、肺隐球菌病，所以它们通常不包含在社区获得性肺炎中）。据北大三院的调查，在 246 例成人社区获得性肺炎中，呼吸道标本核酸检测阳性率为 46.7%。其中病毒、细菌、不典型病原体阳性率分别为 25.6%、19.9% 和 18.7%。呼吸道病毒依次为流感病毒（14.6%）、副流感病毒（2.8%）和鼻病毒（2.8%）。三种主要的呼吸道细菌为肺炎链球菌（8.5%）、流感嗜血杆菌（6.1%）和肺炎克雷伯菌（2.4%）。不典型病原体主要为肺炎支原体（18.3%）。而间质性肺炎与这些病原体就没有什么直接的关系了，它指的是各种原因（如职业、药物、结缔组织疾病等）或者不明原因引起的肺间质腔的扩大伴炎症细胞浸润；有时还伴有纤维化，表现为胶原沉积异常或者成纤维细胞增殖。从间质性肺炎的分类中可以看出，它所包含的特定疾病种类完全不同于社区获得性肺炎。

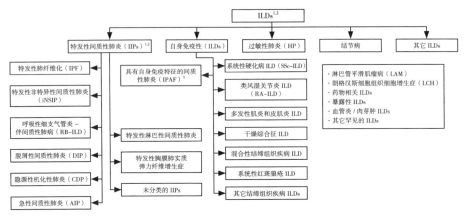

图 41　间质性肺炎的分类

两类疾病的临床表现不同

发病急缓：社区获得性肺炎通常发病较急，在受凉、淋雨、醉酒或误吸后数小时，或数天内即发病，患者能明确回忆起发病的日期。而间质性肺炎通常起病隐匿，以数月或者数年计，患者通常不能明确回忆起病时间，只能模糊估计大概病程。

疾病症状：社区获得性肺炎症状通常有发热、咳嗽、咳痰等。有的老年人呼吸道症状可能不突出，以低热、食欲缺乏、意识模糊为表现。而间质性肺炎通常不伴有发热，最为突出的症状是隐匿发生的、数月内逐渐加重的"呼吸困难"。有的患者还会认为这种呼吸困难是年龄增长的正常表现，通常不予重视，当平地行走或者日常生活也出现呼吸困难时，才引起足够重视而就诊。间质性肺炎的另一个重要表现是刺激性干咳，通常的抗感染和止咳治疗效果不佳；其他表现还包括乏力、消瘦等非特异性症状。

白细胞水平：社区获得性肺炎特别是细菌性肺炎，会出现外周血白细胞和中性粒细胞增高，C反应蛋白通常增高。而间质性肺炎由于与微生物感染没有直接关系，所以白细胞通常不高，C反应蛋白不高或仅轻度上升。

胸部影像：社区获得性肺炎的CT影像学以肺叶段的渗出、实变为主。而间质性肺炎的肺部CT影像是双肺弥漫性的，没有叶段分布的规律。影像特征多以网格影，网格伴渗出，磨玻璃影，小叶中心性结节等为主。

病程与预后：社区获得性肺炎通常是可治的，经过恰当的病因学治疗（如抗细菌、抗病毒、抗支原体等），一般1~2周即可度过急性期。而大多数间质性肺炎没有明确的病因，无法针对病因治疗，少数是有病因的，比如吸烟、职业病、药物过敏、放疗、环境过敏物质引起等，这些病因是可控的；而大多数间质性肺炎的病因尚不明确，因此病程迁延数月、数年不等，药物治疗主要目的是缓解症状，延缓疾病进展。

两类疾病的治疗措施不同

病因治疗：社区获得性肺炎抗感染治疗非常有效，如果是细菌性肺炎，可以根据不同的病原体，如肺炎链球菌、流感嗜血杆菌、肺炎克雷伯菌等选用不同的抗生素，如头孢、青霉素、喹诺酮类抗菌药物等；若为支原体/衣原体感染，可选择阿奇霉素、喹诺酮类、多西环素和米诺环素等药物；若为病毒性肺炎，如流感病毒可选用奥司他韦，腺病毒可选用西多福韦，新冠病毒最近也研发了奈玛特韦/利托那韦等特效药；而间质性肺炎中，只有少数病种可以去除或者控制病因，如戒烟、改变职业、停止放疗、避免接触过敏性物质等来达到缓解，而大部分间质性肺炎尚无针对性病因治疗方法。

抗感染治疗：重症社区获得性肺炎，当炎症因子风暴引起肺广泛损伤和渗出时，可以短期使用合适剂量的糖皮质激素来起到抗炎作用。而糖皮质激素在"间质性肺炎"中则具有"举足轻重"的作用。糖皮质激素具有广谱抗炎和免疫抑制功能，能减少炎症因子的释放，减少炎症细胞在肺泡间隔的浸润，同时也可降低胶原沉积和成纤维细胞的增殖，因此可缓解大多数间质性肺炎的病理进展。若没有研发出更新的药物来替代糖皮质激素，它在间质性肺炎中的"抗炎支柱"地位仍不可动摇。

抗氧化治疗：社区获得性肺炎基本不需要抗氧化治疗，因为有效地对因治疗可消除由于感染源引起的氧化应激失调。而间质性肺炎，特别是具有纤维化倾向的病种，由于上皮/内皮的损伤、细胞的凋亡、自噬的减弱等，可引起持续性的氧化应激产物堆积，从而加重肺损伤，引起恶性循环。抗氧化药物乙酰半胱氨酸被发现可减缓间质性肺炎的病理过程，减轻疾病症状。

抗纤维化治疗：社区获得性肺炎具有治愈性，基本不需要抗纤维化治疗，新冠肺炎也尚无证据表明其感染后有致纤维化倾向。而间质性肺炎中有相当的病种具有致纤维化倾向，如非特异性间质性肺炎（NSIP）、慢性过敏性肺炎、类风湿关节炎继发的间质性肺炎和慢性结节病等。目前，已有两种获批的抗纤维化药物进入医疗市场。尼达尼布是一种多靶点酪氨酸激酶抑制剂，通过阻断纤维化进程中信号传导通路的生长因子受体发挥作用，包括成纤维细胞生长因子受体（FGFR）、血小板衍化生长因子受体（PDGFR）以及血管内皮生长因子受体（VEGFR），着眼于IPF的关键发病机制，阻断成纤维细胞的增殖、迁移和转化。TOMORROW和INPULSIS临床试验与真实世界IPF-PRO研究显示，对于不同严重程度的IPF患者，尼达尼布均可减少FVC下降速率约50%，延缓疾病进展。TOMORROW和INPULSIS试验的汇总分析显示，尼达尼布治疗不仅降低FVC下降率，还可显著延长距首次急性加重时间、改善IPF患者相关生活质量，显著降低全因和治疗期间的死亡率。吡非尼酮是另一种抗纤维化药物，它为多效性的吡啶酮类似物，具有抗炎及抗纤维化特性。RCT 研究显示吡非尼酮能够延缓轻中度 IPF 患者的肺功能下降，连续 52 周服用吡非尼酮可以延缓 FVC 下降速率约45%。荟萃分析显示吡非尼酮降低患者长期（120 周）死亡风险，延长生存期。目前，国际上还在积极地研发新型的抗纤维化药物，有的已取得较好的临床研究数据。我们期待有更新、更好的药物能被研发出来并惠及患者。

对症治疗：社区获得性肺炎的对症治疗包括降温、止咳、化痰和平喘等。间质性肺炎的对症治疗也包括抗刺激性干咳、化痰、提高机体免疫力和营养支持等。

氧疗和康复：重症社区获得性肺炎出现呼吸衰竭时，需要氧疗。一旦疾病治愈，是不需要长期氧疗的。而大部分间质性肺炎由于疾病的不可逆性，会逐渐出现低氧，甚至呼吸衰竭，因此对氧疗的依赖度更大，通常需要家用制氧机、便携式制氧机来改善机体缺氧，提高生活质量。当间质性肺炎的药物治疗出现瓶颈时，还可借助康复治疗，康复包括呼吸操、四肢肌力训练、太极拳和医疗中心的运动康复等内容，借助科学的康复来增强体质，改善机体的缺氧耐受，提高生活质量。

综上，了解了什么是间质性肺炎，知道它的病因、临床表现，可使间质性肺炎的早诊早治成为可能。因此当看到报告单上"间质性肺炎"几个字时，大可不必惊慌，应及时到呼吸专科医生处进行咨询，并接受科学的诊治。

（陈智鸿）

不消散的肺部阴影——机化性肺炎

机化性肺炎。肺炎想必大家都已经熟悉了，那机化性肺炎到底是什么呢？

机化性肺炎通常认为是细菌性肺炎4周以上未吸收，伴有肉芽及纤维增生者。

在肺炎患者中，机化性肺炎发生率占5%~10%。

机化性肺炎的特点

1. 缺乏特异性症状

机化性肺炎在临床上并没有特异的临床症状，通常有发热、咳嗽、咳痰、痰中带血、胸背痛等呼吸系统症状，和流感有相似之处，所以不易察觉或易被误诊。

2. 常见于中老年人

机化性肺炎最常见于中老年人，年龄大多在50~60岁之间，男女比例均等，但儿童发病就很罕见。由于老年人体质相对弱，抵抗力差，很容易患肺炎并且易发展为机化性肺炎。

因此，对于年老体弱患者感染后出现长期不消散的肺部阴影，应考虑机化性肺炎的可能。

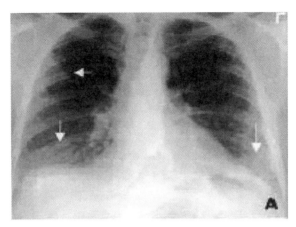

图 42　机化性肺炎

各位千万不要小看机化性肺炎，当肺炎有大量纤维组织增生，就形成了我们说的机化性肺炎。临床上一般使用抗生素效果较差，需要激素治疗，治疗困难是非常大的。

机化性肺炎不易诊断，若肺炎持续超过 4 周未愈且出现不消散的肺部阴影，应及时接受进一步诊治及后续治疗。

机化性肺炎临床治疗困难，能够治愈吗？

机化性肺炎目前只能通过临床治疗得到缓解，并不能根治。但正确的激素治疗和护理能够减少复发率和并发症的发生，所以患者一旦确诊应该积极配合治疗，以免各种并发症出现。

注意事项

（1）机化性肺炎患者要保证足够的休息，居住环境保持空气流通，避免吸入过冷的空气。注意保暖，换季时避免受寒，预防感染，尽量远离外源性变应原，尤其是对花粉过敏的患者。

（2）要时刻保持乐观的心态，避免精神紧张，良好的心情有利于疾病的康复。在病情缓解期应积极配合康复治疗，不仅可以减少复发率，更能提高生活质量。

（3）除了基本的治疗，患者在饮食上应注意要选择清淡易消化的食物，以流质、半流质为主，多吃水果、蔬菜。合理搭配，避免食用辛辣刺激的食物及蛋、鱼、虾等容易诱发哮喘的食物。

（俞佳妮　汤莉）

肺结节

发现肺部结节，需要用抗生素吗？

在门诊中的一个常见问题就是，CT 检查发现了肺结节，要不要吃消炎药物。这个问题值得拿出来讨论一下，因为不加选择地给予抗生素治疗所有肺结节，容易导致抗生素滥用。而抗生素滥用的危害，相信大家都很清楚了。

哪些情况需要用抗生素呢？

（1）5 毫米以下的微小结节，不需要用抗生素。

对于微小实性结节来说，常见的是慢性炎症，用抗生素是无法消除的，因此不需要用。而微小磨玻璃结节，也只需要随访。如果是急性炎症且很轻微，不吃药也会自己吸收。即对于微小结节，要么吃了没有效果，要么不吃也会吸收，所以不用吃。

（2）几年持续存在不变的结节，不需要用抗生素。

有时候已经连续体检几年，每年肺部 CT 检查一直显示肺部相同位置的结节，大小又没有变化，这个时候也不需要用。因为炎症会变化很快，要么增加，要么吸收，长期不变化的结节，不可能是急性炎症，不用吃抗生素。

（3）1 年内新出的磨玻璃 / 混杂磨玻璃结节，需要用抗生素。

原因是磨玻璃结节/混杂磨玻璃结节如果是肿瘤，应该发展缓慢。如果1年内新出，几乎可以肯定是炎症，因此需要用抗生素治疗。

当然要强调，这里不包括实性结节。因为实性形态的肿瘤可能生长很快，会1年之内新出。

（4）实性结节首次发现，有炎症形态，或者影像上无法完全鉴别良恶性，可以试用抗生素。

实性结节8毫米以上会有些风险，如果形态无法鉴别，有炎症形态可能，穿刺风险又比较大，这个时候可以短期试用抗生素。但是要注意短期（1个月）复查CT，以免病情进展。而炎症结节，1个月就会有所变化的。

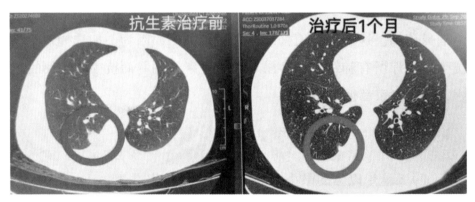

图43　炎症形态的实性结节经抗感染治疗后大部分被吸收

抗生素治疗时是否一定要静脉输液？

对于肺结节，一般即使是炎症，也不会有症状，不会发热等，都属于轻微炎症，只要口服抗生素就可以，不需要静脉输液。

用什么抗生素好？

肺结节炎症，细菌比较复杂多样，因此多建议广谱的喹诺酮类抗生素治疗，包括莫西沙星、氧氟沙星、奈诺沙星。疗程一般为2周。

（张勇）

"血管穿过"是肺磨玻璃结节
需要手术的标准吗？

近几年来，经常会听到患者讲，通过网络搜索或者被医生告知，其肺磨玻璃结节有"血管穿过"，有转移风险，需要立刻手术切除。

那么这个观点是否正确，有没有证据支撑？这个要从肿瘤的血管异常讲起。

最先提出磨玻璃结节血管异常的理论，是上海华东医院放射科的张国祯教授。张教授将磨玻璃结节的血管异常形象地称为"移动和联通"。移动，即由于肿瘤的诱导，血管偏离了其原来的位置；联通，则是血管出现了异常增加的密集。

张教授的这个观点是非常正确的，而且，血管异常，意味着磨玻璃结节可能进入了微浸润腺癌的阶段。但是关键是，血管要有异常，而不仅仅是"血管穿过"。

首先，磨玻璃结节的"血管穿过"是非常普遍的现象。由于肺部本身布满微小血管，如果用高精度的 CT 扫描磨玻璃结节，那么存在正常的血管穿过的概率是非常高的，在我们的统计中，达到了90.4%。

据统计，在 300 多例纯磨玻璃结节的患者中，76 例肺原位癌患者里，有 56 例存在正常血管穿过；135 例微浸润腺癌患者中，有

125 例血管穿过；而 133 例浸润性腺癌患者中，130 例都有血管穿过。

由此可见，即使是原位癌，也有很大的"血管穿过"的概率。

其次，"血管穿过"并没有临床证据证明会转移。基于目前发表的临床数据，没有发现任何一例由于"血管穿过"而发生的转移。仅仅只有个别专家的个例，出现了磨玻璃结节患者同时有远处转移病灶，但是这些病例往往磨玻璃密度就比较高，而且往往都没有被明确证实。

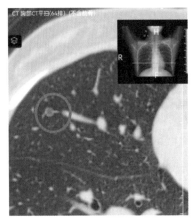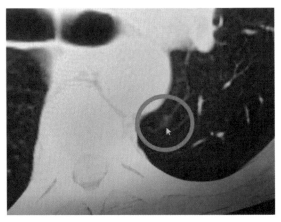

图 44　典型血管穿过，无弯曲与增粗，为原位癌（AIS）

理论上讲，肺磨玻璃结节如果是原位癌，不突破基底膜，那么也就意味着不会侵犯血管，转移也就无从谈起。因此，至少可以说，10 毫米以下，CT 值在 –600 左右，判断为原位癌的阶段，是非常安全，不会发生转移的。

而异常的血管，确实可以帮助判断磨玻璃结节的浸润性。那么即使是这种有血管异常的，术后为病理浸润性腺癌的纯磨玻璃结节，也基本不会转移，术后也基本没有复发的风险。

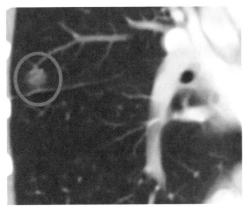 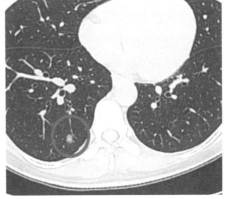

见异常弯曲血管，术后为浸润性腺癌　　密度 –300，血管弯曲，术后为浸润性腺癌

图 45　血管异常

小结

（1）在目前高清 CT 的扫描下，肺磨玻璃结节的血管穿过非常常见，即使是原位癌出现血管穿过的概率也很高。

（2）纯磨玻璃结节的"血管穿过"并不意味着会发生转移，不应该成为需要立刻手术的依据。

（3）真正的血管异常可以增加浸润性腺癌的概率，增加手术必要性。

（4）纯磨玻璃即使是血管异常，也基本不会发生转移。术后也基本不会复发。

（张勇）

肺部结节术后病理报告解读

手术为肺结节的主要治疗方式，而术后标本的病理报告是了解肺结节病灶性质、疾病预后的关键。肺部结节术后，患者和家属最关心的是术后结节的病理报告。但是，病理报告里全是一些专业术语，非专业人士很难看懂。

当拿到一张病理报告，首先要关注的是结节的良恶性。如果是良性病变，那就皆大欢喜，除了一些特殊的感染需要进一步治疗，其他病变一般不需要后续干预。但是，如果病理报告提示是肺癌，就是恶性病变的话，那就需要关注病理报告中几个有助于判断分期的重要指标。

第一个指标是肿瘤大小；第二个指标是肿瘤类型；第三个指标是肿瘤有无侵犯胸膜；第四个指标是淋巴结有无转移。找到这四个重要指标，再结合 TNM 分期，就可以初步判断出肿瘤的严重程度，了解预后，指导治疗。比如，一个肿瘤大小 2 是厘米，腺癌，无胸膜侵犯，淋巴结没有转移，那么它的分期就是 T1N0M0，属于早期（1A 期）。

至于病理报告里其他的一些复杂描述和英文符号，就需要找专业的医生帮你进一步解读了。

（卢春来　徐松涛）

肺部小结节 CT 应该关注哪些要点？

要读懂一张肺部小结节CT报告，先要了解一些CT的基本概念。

首先是 CT 值。人体进行 CT 扫描，每一幅图像里的组织结构都有一个 CT 值，CT 值的单位是亨氏单位，简写为 Hu。为了进行 CT 值的标准化，我们定义"水"的 CT 值是"0"，空气是"–1000"，致密的骨质结构是"1000"。为了更好地辨认图像里的组织结构，我们根据 CT 值的范围来界定多个窗宽和窗位。这个概念有点类似于图像处理里的"调整对比度"。

胸部 CT 一般是两个窗位：纵隔窗和肺窗。纵隔窗主要用于辨认纵隔淋巴结、胸部大血管、食管以及气管等结构；肺窗则顾名思义，主要为了观察肺组织结构和病变。

第二个要提到的是 CT 报告中经常出现的"SE"和"IM"。这两个英文符号后面一般都跟有数字。这个又代表什么意思呢？"SE"代表 CT 序列，比如"SE203"就是 203 序列；"IM"代表图像，"IM123"代表"第 123"张图片。

了解了这两个元素就可以基本了解肺部结节 CT 的大概意思。比如 CT 报告上写到"右上肺见小结节影，最大径 6 毫米（SE203，IM79，CT 值：–578）"，意思就是说在 203 序列第 79 层图像上发现右上肺小结节，大小是 6 毫米，CT 值是 −578。

当然，一张胸部 CT 报告上还有很多其他信息，比如对淋巴结、大血管、气管、食管等的结构描述，这些呢，就需要专业的医学解剖和影像知识才能判断。

所以，当你拿到一张肺部结节 CT 报告，可以先简单看一下结节的位置和大小，然后再去找专业的医生详细咨询。

小贴士

对于肺结节，不要轻视、不要焦虑，及时就诊、正确对待、正规处理；肺结节随诊、复查时，尽量携带最近一次的检查资料，便于前后对照。

（卢春来　奚俊杰）

肺部结节怎么办?
"随访还是手术" 看这里

随着体检的普及,肺部结节越来越普遍。对于体检中发现的肺部结节,许多人会忧心忡忡,甚至怀疑自己患了肺癌,命不久矣。"肺部结节就是肺癌,都需要手术切除",这种错误的观点目前普遍存在。

你知道很多肺部疾病可以表现为肺部小结节吗?那么检查出肺小结节之后怎么办?随访还是活检?哪种肺部结节最好进行外科手术治疗?我们接下来就来讨论这些你最关注的问题。

肺为什么很容易受伤?

肺是人类呼吸系统的主要器官,分为左肺和右肺,位于心脏两侧,由肋骨包绕。肺在呼吸系统中的功能是:从大气中摄取氧气并将其转移到血液中,并在气体交换过程中将二氧化碳从血液释放到大气中。

肺脏直接接触呼吸进入的空气,容易发生多种疾病,包括肺炎和肺癌。肺组织的炎症称为肺炎,通常由细菌或病毒感染引起。肺癌可能直接来自肺组织,或者身体其他部位的转移。

为什么感冒以后易患肺炎？

感冒通常是由细菌或病毒引起，首先引起上呼吸道感染，如果不及时治疗，感冒后上呼吸道的抵抗力会逐渐减弱，从而使病毒和细菌大量进入肺部引起感染，形成肺炎。肺炎是一种常见病，也是一种传染性很强的疾病。肺炎若不及时诊治，后果会非常严重，有时会致命。儿童、老人及自身免疫力低下的人群应格外引起重视。

很多肺部疾病可以表现为肺部小结节

CT 检查发现的肺脏的占位性病变，较大的称作肿块，而较小的通常称为结节。很多肺部疾病可以表现为肺部的小结节，这里面也包括肺癌。我们常见的肺部小结节有：炎性假瘤、感染、结核、肺内的淋巴结、不典型腺瘤样增生、原发性肺癌、肺转移性癌等。很多肺结节其实是良性疾病，但是如果出现了磨玻璃样结节，就要警惕了，就存在恶性病变的可能。

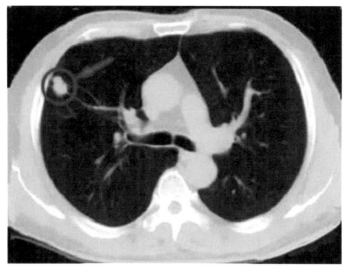

图 46　肺结节的 CT 表现

目前肺结节多发的原因仍在研究之中，但是其中有几个主要的因素。一是个体的原因，长期受吸烟、油烟环境或者空气污染等的影响，以及暴露在各种生物致病菌下引起炎症感染等疾病都可能导致肺结节产生；另一个是检查手段的进步，使我们能发现以前发现不了的微小结节，目前高分辨率 CT 能够发现小至直径 1 毫米的肺结节。造成肺结节，尤其是肺癌的原因，目前并不十分明确，没有针对性的预防措施。但可以肯定的是，一定是个体及环境中某些因素发生了变化。虽然病因不明确，对于大众，我们依然呼吁，戒烟忌酒，远离污染，保持健康的生活方式和生活习惯非常重要。

肺部结节转变成肺癌的概率大吗？

生物学上，良性肺结节转变为肺癌的可能性很低。同样，肺癌变成良性结节也几乎不可能。只有一种病变，称为不典型腺瘤样增生，又称作癌前病变，值得特别关注。它通常没有明显的临床症状和体征，往往经 CT 检查发现，通过手术切除组织学诊断是确诊的唯一方法。在显微镜下，不典型腺瘤样增生是一种肺实质病变，常发生在中央肺泡接近呼吸性细支气管处。这类病变还打不上肺癌的标签，但是若不进行治疗，任其发展，最后往往会演变成肺癌。

哪种肺部结节最好进行外科手术治疗？

随着诊疗技术的提高，越来越多的肺小结节被发现。如果影像学上可以明确是良性的小结节，如肺内淋巴结等，则不需要进行治疗。如果是较大的良性结节，或是考虑恶性的结节，目前外科手术是最佳的治疗手段。如果检查发现了肺结节，需由专业的胸外科医师评估是否手术。

肺癌的微创外科治疗目前已经进入了全面微创 3.0 时代，是一种运用腔镜技术、由多学科共同参与的治疗模式，要求在治疗中为患者选择合适的手术、合适的切口，保留正常的肺组织和淋巴结，在尽可能短的时间内完成手术，平衡切口、器官和系统损伤。

肺癌的早期症状有哪些？

肺癌在发生的早期，往往没有任何症状和体征。随着肺癌的发展，出现的最典型的症状包括：新发的持续的咳嗽、咳痰，有时痰中带有血丝；呼吸急促，活动后上气不接下气；胸背部疼痛等。再往后发展可能会出现声音嘶哑、明显的体重下降、全身骨骼疼痛、头疼等更加严重的症状。

女性要特别注意肺部保健

复旦大学附属肿瘤医院 2008—2017 年的统计数据显示，现在女性肺癌患者占到约 60%。肺癌患者中，最年轻的女性不吸烟患者仅有 22 岁。在上海市闵行区做过的 11000 多个社区人群筛查中，按照过去传统定义的高危因素筛查肺癌高危人群，其中 83% 是吸烟者，63% 为男性。但是，实际查出来的肺癌结果显示，仍是不吸烟的女性患者居多。越来越多的数据表明，不吸烟的女性肺癌发病率也上升了。现在查出来所有的不吸烟的肺癌，大部分都是由驱动基因突变造成的。但是什么造成了基因突变，最根本的源头在哪里，这是学界亟待解决的问题。因此要提醒各位女性同胞，要特别保护好自己的肺部健康。平时要远离有毒有害物质，合理健康饮食，积极锻炼，生活作息规律，心态平和，不要生气，定期进行肺癌筛查。绿色蔬菜、水果、牛奶、绿茶、枸杞等都是利肺食物，平时可以注意补充。

备注：本文由陈海泉教授的访谈整理而成，部分文字有改动。

（陈海泉　郑善博）

70%的肺磨玻璃结节无须着急手术

肺癌已经分列男性和女性十大高发癌症的第一位和第二位。人们对肺癌堵截的"篱笆"也是越扎越紧，许多单位都将低剂量螺旋CT作为体检项目的标配。但是每当拿到体检报告后，各种肺部结节、磨玻璃结节的字样让人看了非常害怕。坊间流传着一个观点：肺磨玻璃结节亟须手术，这种结节最容易癌变。

今天，我们全面盘点体检报告中的常见肺结节。肺结节并不等同于肺癌，而是多种肺部疾病共同的CT表现。

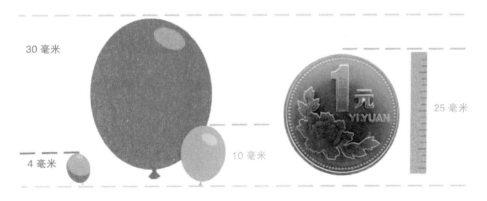

图47　肺结节直径对比

首先，根据结节的大小划分，肺内直径≤3厘米的病灶称为结节，肺内直径＜10毫米的结节称为小结节，肺内直径＜4毫米的结节称为微小结节。一般来讲，越小的肺部结节，良性可能性越大。

其次，肺结节的恶性概率随年龄增长明显升高，30岁以下肺结节人群恶性率＜5%，而超过70岁的肺结节人群恶性率达80%以上。

再次，良性结节和恶性结节的CT表现有不同的特征。下面举几个典型的例子来说明。

良性结节

结节表现：形态比较圆，边缘干净、光滑，仿佛十五的月亮。有的可能像一块钙化的结节，整个画面呈现高亮的样子。

产生原因：一般是生活中常见的各种肺炎引起，包括肺部细菌感染和炎性假瘤、结核、真菌感染、霉菌感染等诸多情况都有可能留下肺部结节，通常这类结节对人体没有危害，经过一段时间消炎治疗后会逐步消退。

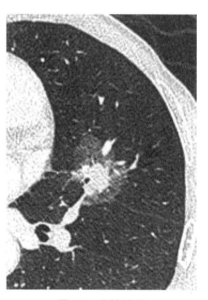

图 48　良性结节

磨玻璃结节

结节表现：肺内密度轻微增加，增加程度小于实性改变，呈模糊的云雾状，并可见其内血管和支气管纹理。

产生原因：根据肺部磨玻璃影内部成分均一程度的不同，磨玻璃结节又可分为纯磨玻璃结节及混合型磨玻璃结节。造成磨玻璃结节的原因包括

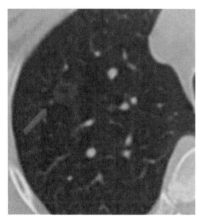

图 49　磨玻璃结节

感染性病变、肿瘤等多方面。

实性结节

结节表现：肺内圆形或类圆形密度增高影，病变密度足以掩盖其中走行的血管和支气管。

产生原因：一般实性肺结节恶性可能性很高，多是由肿瘤导致。但是不是恶性，还需要结合大小等因素综合判断。

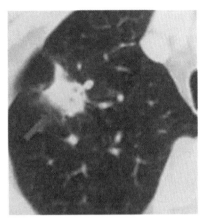

图 50　实性结节

发现了磨玻璃结节应该怎么办？

一旦体检报告出现磨玻璃结节，请不要着急"一刀切"。70% 的磨玻璃结节发展很慢，不需要急忙手术"一刀切"，更不是切得越多越好，随访是上上策。研究发现，磨玻璃结节型的肺腺癌预后很好，5 年总体生存率达 98.99%，明显高于整个肺腺癌人群的总体生存率。这个结果给了我们思考，虽然有些磨玻璃结节患者已经是浸润性腺癌（即已进展到浸润后状态），但这部分患者经过合理有效的手术治疗后，同样能够获得理想的远期生存。所以我们认为"磨玻璃结节"型肺癌是一种"懒癌"，长期随访跟踪，适当时间手术不会影响患者的治疗效果和生存率。

磨玻璃肺结节的正确随访方式是什么？

根据目前的指南推荐，结节 <4 毫米时，可不必常规随访。结节在 5~8 毫米之间时，建议每 6~12 个月定期随访，病情稳定后延长至每 18~24 个月随访 1 次。结节 >8 毫米时，每 3 个月随访 1 次。

而对于中老年人、有长期吸烟史人群等高危因素的肺癌高危患者，结节<4毫米时，不需要定期随访；结节>5毫米时，常规3个月、6个月、12个月随访。

哪些肺部结节亟须马上穿刺定性或马上手术？

第1种情况：肺部结节变大，实性的部分增多，对于高危的磨玻璃结节患者，一旦结节快速长大，形态高度怀疑癌变。若大于1厘米且为实性结节者，可以考虑穿刺活检，明确诊断。快速增大、直径大于1厘米，但是为磨玻璃样结节，宜行手术切除。大多数患者可推荐全面微创切除，以绝后患。

第2种情况：肺部结节两次检查结果完全一致，虽然两次的结果可能都一样，但是仍然不能掉以轻心，因为光从片子上是没有办法看出良性与恶性，建议做穿刺明确良恶性。

权威击破坊间流传两大肺癌谣言

谣言一：做菜油烟过大导致女性肺癌发病增高。

辟谣：在20世纪七八十年代，那时厨房条件不佳，油烟非常大，但那时肺癌发生率并不高。目前，每家每户有非常好的油烟机和排风方式，厨房环境大大改善，油烟量也控制在极小的范围内。坊间所谓做菜油烟过大导致不吸烟女性肺癌增高的说法，并不科学。

谣言二：空气污染导致女性肺癌发病率增高。

辟谣：其实这个也非常好理解。吸烟者和不吸烟肺癌女性其实是处在同样的空气环境中，在吸烟和空气污染的双重影响下，吸烟者应该发病率更高才对，但事实却不是这样，所以空气污染其实也不是一个导致女性肺癌发病率增高的主要原因。

目前，对于不吸烟女性肺癌的致病原因还处于摸索阶段，原因其实是多种多样的，其中可能包括基因突变、遗传因素、环境因素等诸多因素，但现在仍没有确切的致癌因素。医生和科研人员也正在努力研究，希望找到致病原因，更好地实现肺癌的早期预防和精准治疗。

（叶挺）

得了肺结节，一定要手术吗？

很多人一看到自己肺部有小结节，就想赶紧手术切除，以免除后患。我们对待肺结节的态度应该是重视，但也不是所有肺部小结节都要进行治疗，而是要具体情况具体分析。

肺部小结节：首次发现不超过 1 厘米，通常是不需要进行任何处理的，定期观察即可。但观察并不意味着忽视不管，通常需要进行定期复查，具体多久复查一次要根据结节的大小、性质等来定。一般建议先以观察为主，3~6 个月后复查 CT，并坚持随访。检查的方式首选低剂量的螺旋 CT。

磨玻璃结节：如果在连续的 CT 观察中都能监测到，并且在 1~2 年内变化不大，就要高度怀疑这个肺结节是早期的肺癌。相反，如果发现肺部的磨玻璃结节在随后的 CT 观察中短期内出现了明显的变化，比如增长得特别快，或明显缩小甚至消失，或位置、形态发生改变，那这个结节基本就是良性的，有可能是炎症或肺内的出血。在观察过程中，如果结节确实逐渐变大了，通常考虑是恶性的可能性比较大，这时可以通过手术切除。早期肺癌的手术治愈率很高，肺结节 90% 以上都可以做到微创切除。由于摄像头的引入，使医生对局部观察得更加清晰，因而手术操作也比之前更加精细，再加上微创手术具有对胸壁损伤小、内部操作精细等特点，大大缩短了患者术后的住院时间，大部分微创肺切除患者术后 2~3 天就能出院。

小结

肺结节并不可怕，可怕的反而是病急乱投医。摆正心态很重要，不恐慌，不忽视，第一时间到正规的专科医院就诊。

（卢春来　沈亚星）

什么是胸腔镜微创手术?

微创的定义非常笼统,现在大部分情况下,都是在可视胸腔镜的辅助下进行手术,创伤性比较小,患者术后恢复快,痛苦也比较小,所以对患者来讲是一个很好的选择。

人体的双肺位于胸腔内,外面有胸壁保护,下方是膈肌,两肺之间的区域就是纵隔。人体的肺分为左右两部分,左肺分为上下两个肺叶,右肺分为上、中、下三个肺叶。

肺位于胸腔内,要做肺部手术,就需要进入胸腔。胸腔镜微创手术当然也是手术,也是需要进入胸腔操作的。只是胸腔镜手术和传统的开胸手术不一样,它是通过在胸壁特定的部位做很小的切口,利用电视胸腔镜和一些配套的器械来完成肺部手术,切口创伤比传统手术要小很多。

胸腔镜肺部手术常见的操作方法:有三孔法、单操作孔法和单孔法。

这三种操作方法取决于肺部肿瘤的具体部位,以及手术者的操作习惯。

还有一点需要强调的是,对于恶性肿瘤,肺部微创手术并不是精准地将肿瘤挖除,而是根据病情需要,将肿瘤和周围一定范围内的正常肺组织一并切除。这也就是说，胸腔镜微创手术和传统开胸手术，只是胸壁切口的区别，对于胸腔内部的手术操作，两者是完全一样的，切除的范围也是必须保证的，这样才能达到微创并且彻底地切除肺部病变。

（卢春来　葛棣）

呼吸系统肿瘤

如何缓解化疗不良反应中的恶心呕吐？

在化疗的众多不良反应中，恶心和呕吐是最令人痛苦的症状。但是，多数情况下，恶心和呕吐是可以控制和预防的。

提前预防

控制恶心和呕吐的最好方法是"先下手为强"，即在开始化疗前就进行预防。可以和医生一起讨论化疗方案，协助医生评估化疗药物是否会令自身产生不适，同时询问医生哪些药物可以用来预防恶心和呕吐。在此过程中，无论问题的大小，均可向医生充分表明自己的担忧。总的来说，对治疗过程了解得越多，就越能管理好自身治疗过程，并且可以与医护人员进行更充分的沟通。

止吐药

一般来说，使用化疗药物期间，需要每天规律服用止吐药，偶尔医生会嘱咐患者"按需服用"。止吐药物可以口服、静脉给药，也可以进行肌内注射。部分药物还可以以栓剂、含服胶囊、皮肤贴剂形式使用。患者在服药过程中要谨遵医嘱，并注意观察药效。一旦服药后依然感到恶心和呕吐，要及时告诉医生，医生会根据情况考虑是否需要更换止吐药甚至更换化疗方案。

补充疗法

尽管治疗恶心和呕吐的主要方式是药物，但也有其他已经被证明效果良好的治疗方法。可以通过例如放松身心、分散注意力、增强自身的控制感、减少无助感来预防恶心和呕吐。这类治疗具体包括以下几个方面：

（1）生物反馈：指用意识来控制和自我调节身体的部分功能，如皮肤温度、肌紧张程度或心率。

（2）图像引导法：通过一系列的想法和暗示来引导自己在想象中进入放松、集中注意力的状态。这一方法可以在精神层面上预防恶心、呕吐。

（3）分散注意力：例如可以用游戏视频来使自己忘记正在治疗。这样可以在心理层面上预防恶心、呕吐。

（4）渐进式肌肉放松术：通过绷紧和松弛不同肌肉群的方式达到放松的目的，每次选择放松一组肌肉即可。

营养

对于治疗恶心和呕吐，保持良好饮食这个方法听起来有些奇怪，但实际上确实非常重要。作为一名癌症患者，必须摄入一些营养的食物，以保持心情愉悦、体力充沛、体重稳定以及维持较好的免疫能力和康复能力。化疗期间，保证营养的饮食非常重要，例如：少食多餐或适当吃点零食，选择吃一些自己最喜欢的食物。

（1）充分享受胃口好的日子。可以请亲朋好友帮忙购物和准备饭菜或选择喜欢的餐厅用餐。

（2）服用营养补充剂，这可以额外补充机体需要的能量和蛋白质。

（3）尽量在一天中胃口好的时候多吃些东西。

（4）有恶心症状时不要勉强进食。食用微凉的或常温的食物。保持口腔清洁，并且呕吐后要刷牙。

（5）开风扇或开窗通风，保持室内空气新鲜。避免听到令人不舒服的声音、见到不想看的物体和闻到不好的气味。

（6）不想吃饭时，可尝试食用苹果、葡萄汁、淡茶、清汤、干面包、燕麦片和甜点。避免喝柑橘汁和柠檬水。

（7）可以尝试食用生姜类食品，如姜糖或姜茶。注意，要食用含有真正的姜，而不是调制出姜味的产品，因为姜能够帮助患者减少恶心感。

（8）在每次化疗前吃少量食物，零食也行，确保胃里有些食物。

（陈莉萍　姚利）

化疗后白细胞降低怎么办?

有许多患者在入院后查血常规时发现自己白细胞下降,主治医生会延后暂缓这一次的化疗疗程。也有许多患者在化疗出院后看到医生出院小结上写:随访血常规,注意白细胞是否减少。那白细胞减少有什么影响呢?为什么医生一定要让白细胞升上去了,才同意化疗呢?

白细胞到底是什么?

人体内血液由血浆和血细胞组成,而白细胞属于血细胞的一种,它具有防御和免疫功能。在光镜下可将白细胞分为有粒白细胞和无粒白细胞两类。有粒白细胞又根据颗粒的嗜色性,分为中性粒细胞、嗜酸性粒细胞和嗜碱性粒细胞。无粒白细胞有单核细胞和淋巴细胞两种。其中,中性粒细胞起到了最为重要的防御作用。

简单来说,如果把人比作一个国家,那白细胞就是我们身体里的士兵,清除各种危险分子比如细菌、病毒,甚至是肿瘤细胞,保护"国家"的安全。

当我们得了肿瘤,就好比一个国家发生了内乱,需要外界帮助一同消除内乱,而来帮助我们的便是化疗。但这里有一个问题,那就是化疗会影响我们骨髓产生白细胞，也就是我们医学上说的骨髓抑制。体内少了白细胞，我们就无法抵抗外界带给我们的伤害，最容易发生的危害就是感染。最常见的是呼吸道及消化道的感染。

一般升白细胞的药物有瑞白、地榆升白片、利血生等。使用升白细胞药物可能会有以下不良反应：偶有皮疹、头疼、骨痛、腰痛、低热、消化道的不适及肝功能的损伤。

为了预防化疗后白细胞降低引起的感染，需要注意哪些？

（1）注意保暖，避免去人流密集的场所，戴口罩，勤洗手，每天在家开窗通风。

（2）避免接触感冒患者。

（3）通过适当的锻炼提高自身抗病能力。

（4）加强个人卫生，养成良好的卫生习惯。餐前便后勤洗手。每天沐浴，指甲剪短，还要注意肛门口清洁。

（5）每次进食后记得漱口，每天早晚要刷牙。

（6）注意饮食均衡，选择易消化、清淡、高热量、高维生素、高蛋白的食物，少食多餐。在中医学理论中白细胞减少症属于虚劳，以补气养血为主，可以食用红枣、黄芪、当归、莲心汤，严禁进食油炸食物。

（7）家属多与患者交谈、沟通、陪伴。帮助患者调节心理情绪，消除其焦虑、烦躁的情绪，增强患者的自信心。

（8）根据医嘱，出院后定期复查血常规。

（9）若发现白细胞下降至 3×10^9/升、中性粒细胞低于 1.5×10^9/升，及有发热、发冷、咳嗽、流鼻涕、喉咙痛等情况时，不要自行服用退热药或抗生素，请立即就医。

（顾睿予）

CT 提示可能是肺癌，
为什么医生还让做活检？

　　患者检查出晚期肺癌时，往往想直接进行靶向治疗或者化疗，不想因为穿刺使肺部有创伤，从而带来两次伤害。患者的心情可以理解，但是从医疗原则上来讲，这样做并不可取。而需要取病理进行活检明确，为什么呢？原因主要有以下两个方面：

　　第一方面：随着医疗水平的进步，肺癌进入了精准治疗的时代，我们发现肺癌不是一种疾病而是一类疾病。通过病理检查，我们会把肺癌分成小细胞肺癌、大细胞肺癌、非小细胞肺癌。非小细胞肺癌又包括腺癌、鳞癌等。

　　通过基因检测我们发现有 60% 左右的腺癌患者是可以吃靶向药治疗的，这类患者暂时不需要做化疗。即使不能进行靶向治疗的患者，通过免疫组化检测 PD-L1，也能区分免疫治疗潜在的获益人群。PD-L1 表达水平高的患者可以选择免疫单药治疗，PD-L1 表达水平低的患者可以选择免疫联合化疗。

　　第二方面：所有的抗肿瘤药物，不论是化疗药物、免疫药物还是靶向治疗药物，对人体都是有一定伤害的。

　　如果我们医生在不知道患者具体亚型的情况下，盲目给患者用药，不仅达不到治疗效果，还会因为药物不良反应给患者带来更大的伤害。

综上所述，肺穿刺活检的目的就是为了"精准诊断，精准治疗"，暂时的痛苦是为了给患者制订"高效低毒"的治疗方案。

（卢春来）

已经确诊为肺癌，
为什么还要做基因检测？

在门诊经常会遇到患者这样提问：明明已经确诊是肺癌了，为什么还要做基因检测？做基因检测是为了精准治疗。基因检测主要是帮助医生为患者筛选出最有可能从中受益的靶向及免疫药物，从而"量体裁衣"，进行精准治疗。10多年前，非小细胞肺癌的5年生存率只有5%左右，在靶向治疗问世后，5年生存率提高到近30%。肿瘤分子诊断技术的发展及靶向药物的广泛应用，为晚期非小细胞肺癌患者带来了希望。非小细胞肺癌患者中很多人有特定的驱动基因（如EGFR、KRAS、ALK等）突变，靶向治疗主要针对这类突变人群。某种靶向治疗药物只针对有特定基因突变的人才有效，就像一把钥匙只能开一把锁。不同患者体内突变的基因可能不同，所以用药前应该通过基因检测，筛选对应的靶向药物，还可对药物的预期疗效进行大体评估。而对于那些没有相应基因突变的人，使用靶向治疗则无效，此时临床医生可能会考虑选用免疫检查点抑制剂来治疗。基因检测结果可为患者预后及复发的判断提供科学依据，同样，也可提示患者对化疗方案的有效性和毒副作用，帮助医生和患者更加合理地选择化疗药物。

此外，临床中多原发性的肿瘤越来越多，而根据病理结果无法鉴别出是多原发病灶还是转移性病灶，这两种情况下的治疗方案又是不同的。基因检测结果则可以对两者作出区分，比如根据分子分型判断多发性腺癌是否同源，以便确定最终的治疗方案。

非小细胞肺癌患者要做基因检测

在我国大部分肺癌患者确诊时已经到了中晚期，其中多数人要做基因检测。肺癌病理上分为非小细胞肺癌和小细胞肺癌，其中非小细胞肺癌占85%以上，又分为腺癌、鳞癌和大细胞癌等。腺癌驱动基因突变的比例最高，达到50%~70%；而肺鳞癌的基因突变为30%左右。医生会建议非小细胞肺癌患者做基因检测，以指导下一步治疗；而小细胞肺癌患者没有驱动基因突变（靶向治疗没有意义），通常不会在第一时间推荐做基因检测。

基因检测取样的方法通常有三种：第一种是术中切下肿瘤取得的标本，第二种是通过活检或穿刺取得的肿瘤组织；第三种是液体活检（包括患者的外周血液、痰液和尿液等）。手术和穿刺方式创伤都比较大，而液体活检则小很多。

（尹俊）

在胸部肿瘤的治疗中，
PET-CT 有什么重要作用？

PET-CT 是 PET 与 CT 的结合，PET 是正电子发射断层显像（Positron Emission Tomography）的缩写，大家都称其为"派特"，是一种先进的核医学影像技术；CT 是计算机断层摄影术（Computer Tomography）的简称，是一种临床上已广泛应用的 X 线断层成像技术。将这两种技术有机地整合到同一台设备上，并把不同性质的图像进行同机融合显示，就形成了 PET-CT。

PET-CT 工作原理：众所周知，葡萄糖是人体细胞（包括肿瘤细胞）能量的主要来源之一。与正常细胞不同的是，恶性肿瘤细胞是人体内的"贪吃蛇"，它的代谢活性极高，可"掠夺"体内营养，因此，恶性肿瘤摄取的葡萄糖远远高于其他正常组织。

正是基于这一特性，临床上使用一种叫作 18F-FDG（氟代脱氧葡萄糖）的物质，将其作为示踪剂注射到体内后，它们会聚集在"吃糖"较多的肿瘤等病变组织处，这样就会在检查的图像上呈现出与正常组织不同的浓聚团，医生分析浓聚团的图像与参数，便可对肿瘤的良恶倾向做出判定。

因此，PET-CT 在肿瘤鉴别、确定分级、效果评估、病灶寻找、靶区定位等方面都有明确的临床价值。

其中，PET-CT 在胸部肿瘤诊治中具有较好的临床价值。但是，由于该检查只是一种影像学检查，不是最后确诊，而且 PET-CT 对恶性肿瘤的假阳性判定率比较高，所以在进行 PET-CT 之前需要注意以下几点：

（1）根据胸部肿瘤临床诊疗规范，应该首先进行胸部 CT 增强扫描，而不是第一步就进行 PET-CT 检查，如果发现胸部结节需要进行良恶性鉴别，可以选择 PET-CT 进一步诊断。

（2）由于 PET-CT 对恶性肿瘤的假阳性判定率比较高，所以在怀疑胸部恶性肿瘤后，应结合临床检查资料进行判断，同时要进行鉴别诊断，如排除结核、急性感染等。

（3）由于 PET-CT 对 1 厘米以下的肿瘤敏感性低，所以 1 厘米以下的胸部肿瘤 PET-CT 结果仅供参考。

小贴士

怀孕中或现在可能怀孕者不能进行 PET-CT 检查。

（丁建勇）

与传统治疗方法相比，
胸腔镜手术具有哪些优势？

提到手术，很多患者都很恐惧。确实，手术是一种有创性的医疗操作，对患者的身体和心理都会带来一定创伤，因此，尽可能地减少创伤是外科手术一直的追求。随着医学的发展，微创的概念逐渐得到人们的重视，已深入到外科手术的各个领域。

微创手术，顾名思义就是微小创伤的手术，是指利用腹腔镜、胸腔镜等现代医疗器械及相关设备进行的手术。现代微创手术的核心是以人为本，贯穿在医疗活动的始终，目的是努力维持患者内环境稳定，以最小的组织器官创伤、最轻的全身应激反应、最完美的伤口愈合，最终达到最理想的医疗效果。具体到胸外科，就是指利用胸腔镜手术进行微创治疗，将腔镜器械经胸壁打孔进入胸腔内，在直视下完成胸腔内的手术操作。优点是胸壁切口小，不撑开肋骨，不影响胸廓完整性，术后疼痛轻，呼吸影响小等。

微创手术（胸腔镜手术）和传统开胸手术相比较，最主要有以下两大优势：

（1）术后疼痛明显减轻。胸外科术后的疼痛主要与肋骨撑开有关，因此不撑开肋骨的小切口胸腔镜手术显著减轻了患者术后的疼痛，减少了术后镇痛药物的应用剂量和应用时间。

（2）并发症更少，康复更快。胸腔镜手术由于手术切口小，对患者身体损伤也相对较小。传统开胸手术，切口很长，要切断多块肌肉，损伤很大。胸腔镜手术术后配合早期康复锻炼，患者心肺功能等各方面恢复更快，并发症相对传统开胸手术明显减少，住院时间亦明显缩短。

（卢春来）

肺部术后心电监护，是在监护什么？

肺术中和术后，利用粘在前胸区域的电极片、绑在上臂的血压袖带以及套在手指上的氧饱和度指套，可以实时检测患者的心率、血压、氧饱和度和呼吸频率，也就是我们医学上常说的生命体征。

心电监护仪的作用

心电监护仪实时监测生命体征，如果出现指标异常，就会立刻报警，通知医护人员及时处理。例如：正常人氧饱和度一般在95%以上，这是检测人体血液里氧气含量的重要指标。

术后的患者吸氧状态下也应该保持在这个水平。如果手术后心电监护仪上氧饱和度（SaO2）低于这个水平，患者呼吸频率和心率加快，容易处于缺氧状态。如果出现这个情况，患者床头的心电监护仪就会及时报警，医务人员就会立即知道病情，及时处理。

因此，在临床上肺结节术后患者床头都会配一个心电监护机器，虽然有时候机器比较嘈杂会影响患者及家属的休息，但心电监护仪的存在尤为重要。

（卢春来）

肺部术后多久可以进食？

一般术后 6 小时后可正常进食，但由于麻醉的影响，有些患者尤其是女性患者术后容易产生恶心、呕吐等症状，如果 6 小时后仍有恶心等情况，暂缓进食。医院一般在患者术后次日才会发放饮食。具体情况需询问主治医生或麻醉师。

（卢春来）

肺癌术后出现并发症
如胸闷气促，该如何处理？

肺部术后常见的并发症就是胸闷气促，患者主诉上气不接下气，走几步路或爬楼梯会出现气短。这跟我们手术切除部分肺组织，损伤该部分的肺功能有关。

患者术后肺功能恢复需要一段时间，这期间可能会出现胸闷气喘症状。肺功能恢复时间长短因人而异，年龄大、有吸烟史、肺功能差、肺部有基础疾病的患者需要的时间较长，但是也是需要排除气胸、积液、哮喘、支气管痉挛等，多数情况下不需要特殊治疗。

肺功能训练的方法很多，现列举几个供大家参考：

缩唇呼吸，先用鼻子用力深吸气，暂停2~3秒，然后噘起嘴来（缩唇，就像吹口哨一样）慢慢吹出来，1天做20~30次。

腹式呼吸，在呼吸时将双手放于腹部，或用一抱枕置于双手和腹部之间，呼气时用双手用力按压腹部，吸气时松开双手，1天做20~30次。

吹气球，准备一个气球，深吸一口气，将气球一口气吹到最大，然后坚持不让气球的空气跑掉，直到坚持不住才把空气放掉，如此反复进行训练，每组20次，1天做4组。这个动作包含了上述的缩唇呼吸和腹部呼吸。

适当进行轻度体育锻炼，如慢跑，10分钟以上，出现额头或背部稍微出汗就好；快步走，每天或隔天一次，每次半小时。

注意：做肺功能训练前，首先要戒烟，避免吸入二手烟，避免长期接触有害粉尘以及有害的气体。

术后休息一段时间，大部分患者可以恢复正常的工作和生活状态，同时进行呼吸功能训练和轻度的体育锻炼，患者的呼吸功能和运动功能会逐渐恢复。

（卢春来）

肺肿瘤术后出现肺栓塞，应该怎么办?

肺栓塞指栓塞物经静脉嵌塞在肺动脉及其分支，阻碍组织血液供应所引起的疾患。最常见的栓子是血栓，简单地说就是肺动脉被血栓堵住了，就是肺栓塞。一般血栓来源于下肢静脉系统。

恶性肿瘤是肺栓塞的一个高危因素。其中，肺癌是造成肺栓塞最常见的几种恶性肿瘤之一。肺癌患者肺栓塞发病率是正常人群的20倍。手术的创伤以及术后的长期卧床也是肺栓塞的重要因素。肺肿瘤术后1个月内肺栓塞的发生比例大约为1%。虽然发病比例不高，但是肺栓塞是术后非常严重的并发症。临床上可以表现为呼吸急促、呼吸频率加快、缺氧、心动过速、血压下降甚至休克。这种情况经常出现在患者术后第一次下床。严重的肺栓塞可以导致患者猝死。

高危因素：对于术前伴有高危因素，例如高龄、肥胖、糖尿病、心脏病、下肢静脉曲张的患者，术后建议使用血栓弹力袜，并且鼓励早期下床，同时使用抗凝药物，预防血栓形成，降低肺栓塞发生率。一旦术后出现肺栓塞，需要根据患者病情的严重程度及时采取措施，其中包括绝对卧床、吸氧、积极抗凝。对于栓塞面积较大的患者，也可以考虑溶栓治疗，但这种治疗对于术后的患者有出血的风险。

随着医学技术的不断发展，外科手术并发症相比几十年前已经有了明显的下降。一旦出现并发症，医生和患者一定要齐心协力。相信通过大家的努力，一定能战胜病魔。

（卢春来）

记住！肺癌术后
不要一直躺躺躺、睡睡睡

肺癌是临床中常见的恶性肿瘤。相关研究表明，肺癌的发病率呈现逐年增加的趋势。对于疾病的治疗方案，大部分患者更关注手术方式，以及术后康复的相关知识。因此在临床工作中，快速康复的理念受到广泛应用及推广。

胸腔镜术后多久可以下床？

很多患者认为胸腔镜术后需要绝对卧床休养，但恰恰相反的是，

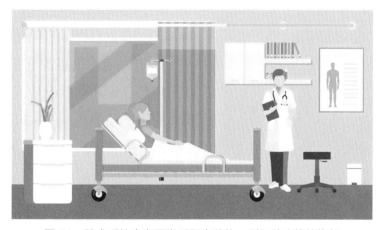

图 51　肺术后的患者通常采取半卧位，利于肺功能的恢复

术后患者应尽早下床活动。一般而言，胸腔镜术后第一天，患者在病情平稳且无并发症的情况下，即可下床活动。

为什么需要患者多下床活动？

很多并发症都是"睡"出来的，一直在床上平卧不动，血流缓慢、痰液淤积、肠蠕动减慢、皮肤受压，这样深静脉血栓、肺不张、肺炎、肠梗阻、压力性损伤等各种并发症都会出现。

而早期下床活动可以提高机体肌肉活力，促进整个机体功能的快速恢复；促进血液循环，防止下肢深静脉血栓的形成；下床活动时膈肌下降，使呼吸加深，增加肺活量，有利于气管分泌物的排出，促使肺的扩张，预防肺不张及肺炎；增强胃肠道功能，使肠蠕动早日恢复，减少腹胀和便秘，增加患者的食欲；可预防压力性损伤的发生。

如何科学地下床活动？

当患者第一次下床活动时，护士会对患者的活动耐受性进行评估，并给予针对性指导，对各种管路进行妥善固定。对于年老体弱的患者，建议患者可先取半卧位或坐位，床边双腿下垂，慢慢过渡到下床活动。患者下床活动时，家属应陪伴在旁，同时观察患者有无头晕、心悸、胸闷气急等不适，如有不适，应立即卧床休息。

下床活动应循序渐进，术后第一日以鼓励及协助患者下床为主，协助患者下地如厕，在病室内活动。患者自我评估状况较好的，可建议在病区走廊活动。建议患者每次下床活动能达到20~30分钟，每日至少4次。有胸腔闭式引流的患者，胸腔闭式引流瓶活动带调整适当长度悬挂于移动输液架上，注意胸腔闭式引流瓶不要倾斜并收起支撑架，水封瓶应低于胸腔60~100厘米，不能高于胸部水平，避免引流液逆流感染。

呼吸功能锻炼真的有必要吗？

术后，患者及家属往往会产生这样的疑惑，术后肺组织的缺损是否会导致与正常人肺功能的差异？其实，肺功能是可以通过锻炼逐步恢复的。

呼吸道管理在整个围手术期都是重中之重，患者本人及家属应该尤为重视。从患者入院时至出院后均应进行肺功能锻炼，如爬楼梯、慢跑等；同时，熟练掌握深而慢的腹式呼吸，可以通过做腹式呼吸来锻炼膈肌，膈肌是最主要的呼吸肌；进行呼吸操，即缩唇呼吸，在呼气的时候形成吹口哨的感觉，来打开气道功能；借助呼吸训练的器具，也可以使用气球等。术前的自主深呼吸、咳嗽等手段，均有助于降低术后肺部并发症的发生率，同时对于术后的肺功能锻炼可奠定良好的基础。

（周燕）

术后伤口疼痛是警示信号吗？

伤口疼痛是外科术后患者最常见的并发症之一，经常有患者在外科术后3个月复查时会问："医生，我伤口早就长好了，为什么还是痛？而且除了伤口部位，前面肋骨和后面肩膀也痛，是不是出问题了啊？"

疼痛持续时间：很多患者认为伤口表面愈合以后就不会再出现疼痛，实际上伤口疼痛主要不是皮肤损伤所引发，而是由肋间神经、肌肉损伤和肋骨损伤导致，这类疼痛的持续时间较长。据统计，术后3个月，依然有大约60%的患者受到慢性疼痛的困扰，有些甚至持续半年或1年以上，但一般是会逐渐减轻的。因此面对疼痛，患者首先要做的就是积极调整好心态，慢慢去应对和缓解，必要的时候可以使用止痛药物缓解症状，尽量减少对生活和工作的影响。

疼痛部位：疼痛并不只局限于手术切口区域，伤口前面的肋弓和后背附近也会疼痛。因为手术时，皮肤被切开后感觉神经受损，术后切口周围皮肤会有麻木感和束带感，这种感觉大约半年会渐渐好转。肋弓和后背附近的疼痛通常是由于肋间神经损伤后引起的放射性疼痛，开胸手术时这种疼痛可能会更明显一些。外科术后大约有 40% 的患者还会出现同侧肩膀的疼痛，主要是术中侧卧位时肩膀持续保持外展上抬的姿势引起的，术后注意功能锻炼就可以慢慢恢复，不需要过度担心。

特殊情况：手术伤口周围有红肿、热痛表现，可能是伤口感染引起的疼痛。伤口疼痛伴有高热以及呼吸困难，需要进一步检查排除胸腔内感染。

出现上述情况，建议及时到医院就诊。

小结

外科术后伤口疼痛在排除胸腔感染和伤口感染后，慢性疼痛可能会持续 3~6 个月时间，疼痛不严重的话是不需要处理的，但如果疼痛影响生活，就需要止痛药物来缓解疼痛。另外，大家要注意部分止痛药对胃有刺激，建议餐后服用。

（卢春来）

为什么术后会有咳嗽的情况?

术后很多患者在门诊复诊时会问:"医生,我术后为什么会咳嗽啊?"这个问题一直困扰着许多患者和家属。

首先要判断咳嗽的性质。其实大多数患者术后表现为刺激性干咳,这是由于术中淋巴结切除以及肺和支气管的创面刺激引起的。

患者表现为闻到刺激性味道或者说话语速快的时候短暂地咳嗽,没有痰或者是少量的白痰。这种情况是术后短期内的正常表现,一般术后 1~3 个月就会自行缓解,很少一部分患者持续时间比较长,那么可以使用一些止咳的药物控制。

有些患者的疾病表现不是干咳,而是有严重的伴随症状,这些严重的伴随症状包括高热、脓痰、咯血、皮下气肿、胸闷气急、呼吸困难、夜间睡觉不能平卧等。如果出现这些症状中的一项或者几项,情况较为严重。导致这些症状的原因为术后创面出血、愈合不良、感染、胸腔积液等,需要及时联系手术医生或者直接去医院就诊。

术后短期出现干咳时不要过于紧张,但是如果出现上述伴随症状,那就要引起足够的重视。如果觉得有其他特殊情况,一定要及时就医。

(卢春来)

肺癌患者如何补充蛋白质?

对于肺癌患者来说,蛋白质在治疗期间更是充当着不可或缺的角色,保证蛋白质的摄入一方面有利于减少肿瘤患者肌肉丢失;另一方面有助于促进伤口愈合及为白细胞再生提供原料。

很多癌症放、化疗患者或者晚期患者食欲都比较差,进食量少且挑食,有部分患者似乎把粥当成了每天的主食。这样是绝对不行的,粥里面主要是碳水化合物,不仅排空快,而且能量很快就会被消耗殆尽,这时候就需要蛋白质和脂肪供能,如果没有外界食物供应,就会消耗机体本身的脂肪和蛋白,患者就会日渐消瘦。所以,癌症患者需要补充更多的优质蛋白质,尤其是鱼、肉、蛋、奶等动物性蛋白质。

《中国居民膳食营养素参考摄入量》推荐 18~50 岁的成年人中,男性每日蛋白质摄入 65 克,女性每日蛋白质摄入 55 克。恶性肿瘤患者因为还存在着肿瘤的消耗,因此需要量更多,每天每公斤体重需要摄入 1~2 克。一位 60 千克重的癌症患者,蛋白质摄入量要达到 60~120 克,以优质蛋白食物为主。

要注意避免蛋白质食物烹制时间过长、温度过高,特别是炸、烤、煎等方法会使蛋白质受到破坏,一般建议采用蒸、煮、煲汤等方式。

　　癌症患者更需要的是均衡的营养，除了优质蛋白质的补充，还需要维生素和微量元素，所以饮食上也要补充蔬菜和水果。食欲不振的患者尽可能少食多餐，变换菜的花样。市面上的蛋白粉以植物性蛋白质居多，并不能替代一日三餐。对恶性肿瘤病患者说，蛋白粉的整体营养价值不如肠内营养液或肠内营养粉。

（卢春来）

靶向治疗耐药后怎么办?

靶向治疗是癌症的重要治疗手段之一。靶向治疗可以从基因水平针对突变细胞起作用,它定位准确、针对性强,直接靶向肿瘤细胞,因而治疗效果显著且毒副反应少。

但是,不可忽视的是靶向治疗也有一个绕不开的弱点就是耐药。耐药又称抗药性,是肿瘤细胞对于药物作用的耐受性。耐药一旦发生,药物的作用就会明显下降,不但对治疗病情无任何好处,还会增加药物治疗的不良反应。因此,接受靶向治疗的患者最担心的就是耐药。

患者经常会问道:耐药后该怎么办?

几乎绝大部分靶向治疗药物都会在使用后出现一定程度的耐药,有的人出现得比较早,有的人出现得比较迟。如果当发现身体的一些变化,就应该多留意,关注靶向治疗的疗效如何,产生耐药后,及时地采取相应的措施,避免癌症持续发展,危及生命。

如果靶向治疗出现耐药,也不要过于沮丧,毕竟还有其他治疗方案供患者选择,医生会根据患者具体的实际情况给出建议。

总之,一定要合理地治疗,避免多剂量用药、盲目用药。癌症患者在采取靶向治疗之前,一定要做基因检测,只有通过检测癌细胞的具体种类，才能使用更加精准的药物。其次在服药的过程中，千万不能盲目地停用和增减剂量，因为这样都会引起耐药性或者其他未知原因的发生。癌症患者一旦决定采取靶向治疗，就要完全在医生的指导下选用药物和服药。

（卢春来）

胸腔内的热灌注化疗适用于哪些情况？

恶性胸腔积液是晚期恶性肿瘤常见的并发症，严重者可导致患者死亡。胸腔热灌注化疗是治疗恶性胸腔积液的方法之一，操作简单，患者耐受度较高，尤其适用于晚期恶性肿瘤身体机能低下者、胸腺肿瘤胸膜腔播散者的治疗。胸腺肿瘤的胸膜腔播散是局部晚期胸腺肿瘤主要的转移复发模式，而该类患者既往并未有很好的治疗方法。热灌注治疗机的应用能精确维持温度、控制灌注速度、简化操作，同时不良反应轻，对机体自身免疫功能具有调节作用，细胞免疫功能显著增强，有助于促进患者康复，提高生存质量。

近年来，复旦大学附属中山医院纵隔 MDT 团队在探索将热灌注化疗用于胸腺肿瘤胸膜腔播散的治疗。其基本原理就是将大容量灌注液或是含有化疗药物的灌注液加热到一定温度，持续、循环、恒温灌注入胸腔内，维持一定的时间。通过热化疗的协同增敏作用和大容量含有化疗药物的灌注液循环冲刷作用，有效地杀灭和清除体腔内残留癌细胞及微小病灶的一种新的肿瘤治疗方法。

（王帅）

这类晚期肺癌潜在可治愈，
很多人却不知道

肺癌是我国发病率和死亡率最高的癌种，被誉为恶性肿瘤里的"头号杀手"。然而，由于肺癌早期症状往往不明显，超过三分之二的患者确诊时已错失手术机会。这些不可手术的中晚期肺癌也成为目前治疗的难点。怎样让这部分患者获得更长的生存期呢？

肺癌主要分成两大类：非小细胞肺癌和小细胞肺癌，其中非小细胞肺癌占所有肺癌的 85% 左右，是最主要的肺癌亚型。在亚洲人群中，约 50% 的晚期非小细胞肺癌患者携带有表皮生长因子受体（EGFR）基因突变，对于这类患者，EGFR 抑制剂靶向治疗是目前各大指南和诊治规范共同推荐的最佳治疗手段。

EGFR 抑制剂（如奥希替尼、阿美替尼、伏美替尼等）的问世，使晚期肺癌的治疗效果实现了质的飞跃。EGFR 敏感突变的晚期，非小细胞肺癌患者每日只需口服一颗靶向药，中位生存期就可以从原来的不足 1 年延长到 3 年左右。但同时，几乎所有的靶向治疗都会面临耐药的挑战，如即使是目前已经上市的、最先进的第三代 EGFR 抑制剂，一线使用中，其疗效维持的中位时间也只有 18~20 个月；靶向药一旦耐药，留给大多数病友的治疗选择就剩下不良反应较多、疗效偏差的化疗等传统治疗。

如何延缓和推迟靶向药的耐药，使晚期肺癌患者获得更长的生存期和更优质的生活质量，一直以来都是广大病友和学术界共同关注的焦点。

研究发现，晚期 EGFR 突变非小细胞肺癌患者，在接受 EGFR 抑制剂靶向治疗的过程中，有 30%~50% 的病友会出现"寡转移状态"，也就是说在药物治疗开始前或者药物治疗一段时间后，患者全身的病灶分布较为局限，转移的器官数目不超过 3 个，转移的病灶数目不超过 5 个，且一般情况良好。

其实针对这部分寡转移的患者，在接受规范的 EGFR 抑制剂靶向治疗的同时，适时加用立体定向放疗，覆盖全身所有的转移病灶，可以显著延长靶向药物的使用时间，甚至可以让一小部分病友获得长期生存、临床治愈的可能。

在一项针对立体定向放疗用于晚期 EGFR 突变、寡转移肺癌患者的多中心临床研究中，朱正飞教授团队发现，这样一种"靶向药物配合立体定向放疗"的综合治疗方案，可以让这部分病友的死亡风险下降 50% 以上。

研究团队聚焦晚期 EGFR 突变肺癌治疗中的难点——脑转移患者，开展了系列原创性研究。

晚期 EGFR 突变非小细胞肺癌，在整个治疗过程中，近一半的患者会出现脑转移；而一旦出现脑转移，就意味着药物治疗的疗效大打折扣，患者生存期和生存质量受到严峻威胁。

研究发现，晚期 EGFR 突变且合并脑转移的非小细胞肺癌中，40% 左右的患者刚确诊或经过靶向药物治疗后，脑部也会呈现"寡转移状态"（脑部转移病灶数较少、病灶的直径较小）。针对这类脑部寡转移的 EGFR 突变肺癌患者，靶向药物联合脑部精准放疗，可以将生存期平均延长 6 个月，同时不良反应轻微。

（朱正飞　杨曦）

胸壁肿瘤有哪些种类，可以做微创手术吗？

胸壁肿瘤是指发生于胸壁深部软组织和骨骼组织的肿瘤，临床上分为原发性肿瘤和继发性肿瘤两大类。按病变性质，分为良性和恶性两大类。

良性肿瘤比较常见的是脂肪瘤、纤维瘤、软骨瘤、骨软骨瘤、骨纤维异样增殖症等；恶性胸壁肿瘤有脂肪肉瘤、纤维肉瘤、软骨肉瘤、骨髓瘤、骨源性肉瘤、尤文肉瘤。继发性胸壁肿瘤指的是来自于邻近器官的肿瘤直接侵及胸壁，或者其他部位的恶性肿瘤转移到胸壁，例如肺癌、乳腺癌侵犯胸壁等。

近年来，随着手术器械的发展及外科医生手术技术的提高，胸部肿瘤外科手术已有了明显的变化，"微创手术"的概念逐渐兴起。对于绝大多数胸壁肿瘤，手术切除是常用的治疗方式，根据不同肿瘤类型进行新辅助或辅助治疗能一定程度上延长生存时间、提高生存率。大范围切除胸壁后造成的巨大胸壁缺损需要使用硬质材料进行重建，以避免发生反常呼吸和慢性呼吸衰竭。不影响或尽量少影响呼吸功能和胸廓外形的 R0 切除是胸壁肿瘤切除的目标。

（王帅）

纵隔肿瘤如果压迫血管会出现哪些症状？

前纵隔的肿瘤有时会出现压迫大血管的情况，其中最常见是上腔静脉。压迫上腔静脉患者会明显出现头面部的水肿及眼睑的充血，严重者会出现上肢水肿、伴有呼吸困难甚至不能平卧等，临床上称为上腔静脉综合征。

如果出现上述症状，一定要前往医院急诊室进行紧急处理。

一种情况是肿瘤在血管外压迫了血管，导致血管发生畸形和狭窄。因为肿瘤没有侵犯到血管里，所以可以通过及时治疗，使肿瘤退缩后血管就能够恢复正常；另一种情况是肿瘤的生物学行为特别差，不仅压迫了血管并且直接侵犯到血管里，导致肿瘤形成了癌栓，致使血管发生了栓塞的情况。发生这一种情况的患者出现血行转移的概率较高。

总而言之，即便是通过综合治疗能使肿瘤退缩，患者能够获得手术的概率也非常低。

（王帅）

胸腺瘤确诊后该如何选择治疗方式？

胸腺肿瘤是胸部实体肿瘤中相对罕见的一个类型。在我国，胸腺肿瘤的发病率远低于肺癌和食管癌的发病率。但是由于简单的"恶性"或"良性"并不适用于胸腺肿瘤的分类，即使诊断听上去像良性肿瘤的"胸腺瘤"，也会因为肿瘤的临床表现和对周围脏器的侵犯、远处组织脏器的转移，而表现为恶性。所以胸腺肿瘤的准确分型和分期对后续治疗非常重要。

胸腺肿瘤的另一个特点是常伴自身免疫性疾病，其中重症肌无力尤为多见，严重影响了患者的生活质量。目前手术仍是胸腺肿瘤最常使用的治疗方式，完整切除肿瘤对于胸腺肿瘤实现治愈非常重要。

肿瘤内科医生会通过化疗、靶向治疗和免疫治疗等方式对患者进行综合性的治疗，以期缩小肿瘤，减少后续复发和转移的概率。如果患者已经没有手术治疗机会，肿瘤内科的医生还会通过综合性的治疗帮助患友延长生存期，提高生活质量。

（王帅）

畸胎瘤患者术后是否需要辅助治疗？

对于纵隔畸胎瘤患者而言，较大的肿瘤在术前会进行穿刺活检，以确诊其病理情况。医师会根据病理报告为患者制订治疗的方案，直接选择手术治疗或考虑术前患者是否要做一些新辅助的治疗，例如化疗、放疗等。

（丁建勇）